AF459810

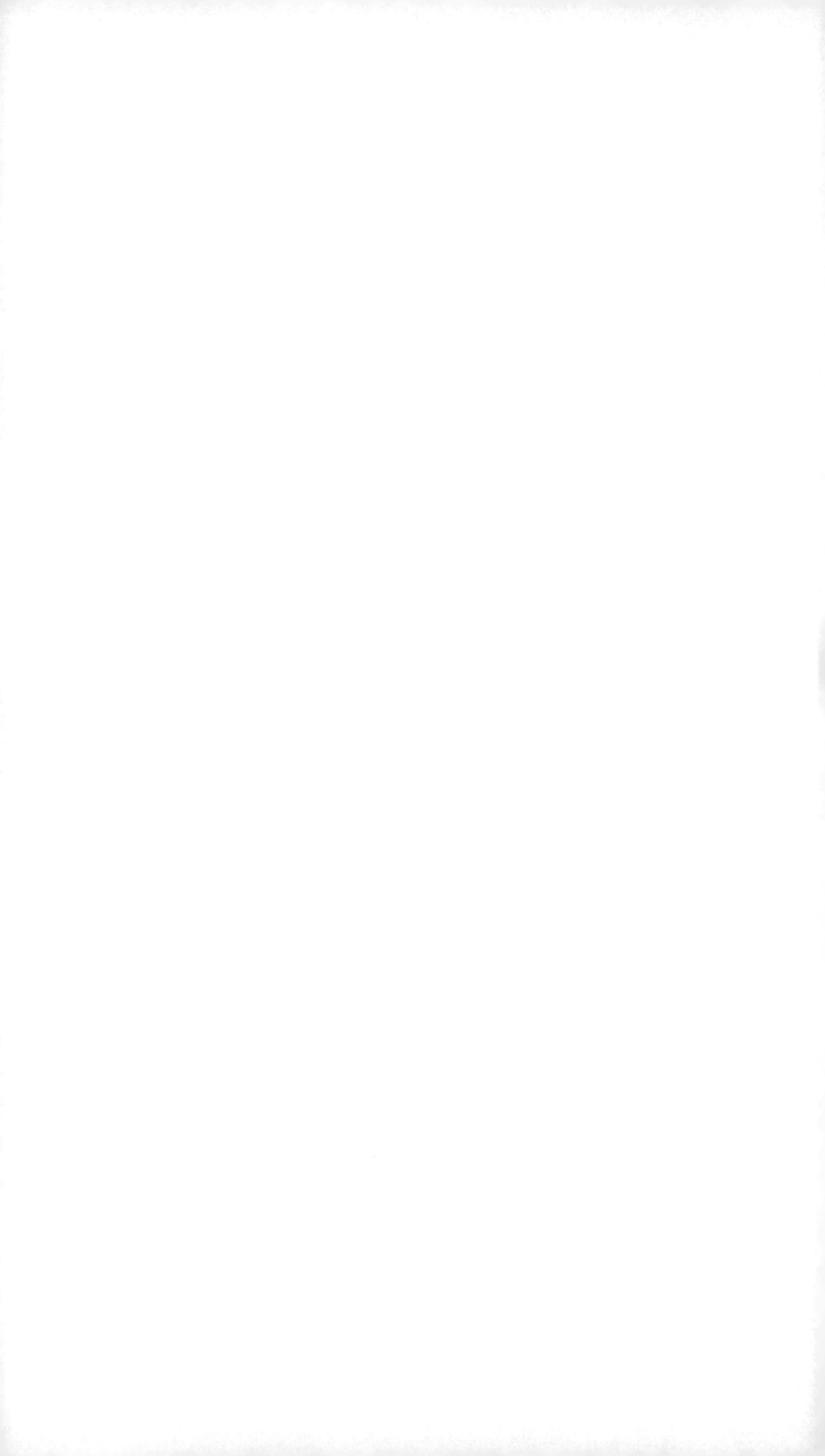

ESSAI

POUR SERVIR A L'HISTOIRE

DES FIÈVRES

ADYNAMIQUES ET ATAXIQUES.

par

Monfalcon

Dissertations de M. Monfalcon, *sous presse, pour paraître incessamment.*

Mémoire qui a obtenu, en 1822, le prix proposé par le Cercle médical de Paris, sur cette question : *Déterminer l'influence de l'anatomie pathologique sur les progrès de la médecine en général, et en particulier sur la diagnostic, et le traitement des maladies internes.* Par J. B. Monfalcon, et J. E. F. Ladevèze, médecins.

Mémoire qui a partagé, en 1822, le prix proposé par la Société libre d'émulation de Liége, pour les sciences et les arts, sur cette question : *Déterminer le caractère de l'adynamie dans les fièvres putrides.* Par J. B. Monfalcon.

De l'influence que l'état de grossesse exerce sur l'organisme. Par J. B. Monfalcon.

Essai critique sur les ouvrages de *Bichat*, ouvrage qui a obtenu, en 1822, la première mention honorable au concours ouvert par la Société d'émulation du département de l'Ain, sur ce sujet : *L'Eloge de Bichat.* Par J. B. Monfalcon.

Mémoire auquel la Société de médecine de Lyon a décerné une médaille d'or sur cette question : *Quels sont les abus qui existent dans l'organisation actuelle des hôpitaux de Lyon ; quels sont les moyens d'y remédier* ? 2.me édition entièrement refondue, considérablement augmentée et précédée des *Considérations sur la décadence de la Société de Médecine de Lyon, et sur la nécessité de régénérer cette Compagnie.* Par J. E. F. Ladevèze et J. B. Monfalcon, médecins.

Essai en réponse à cette question : *Les variations des méthodes générales de traitement ont-elles pour causes les révolutions de la théorie ou des changemens éprouvés par les modificateurs de l'organisme?* Par J. B. Monfalcon.

Essai en réponse à cette question : *Les affections dont on trouve les traces dans les viscères abdominaux à la suite des fièvres putrides ou ataxiques, sont-elles l'effet, la cause ou la complication de ces fièvres ?* Par J. B. Monfalcon.

ESSAI

POUR SERVIR A L'HISTOIRE

DES FIÈVRES

ADYNAMIQUES ET ATAXIQUES.

PAR J. B. MONFALCON,

MÉDECIN, MEMBRE DE PLUSIEURS SOCIÉTÉS SAVANTES, NATIONALES ET ÉTRANGÈRES;

L'un des auteurs du Dictionnaire des Sciences médicales, de la Biographie médicale, et de la partie médicale de la nouvelle Biographie des Contemporains; l'un des rédacteurs du Journal Complémentaire du Dictionnaire, etc. etc.

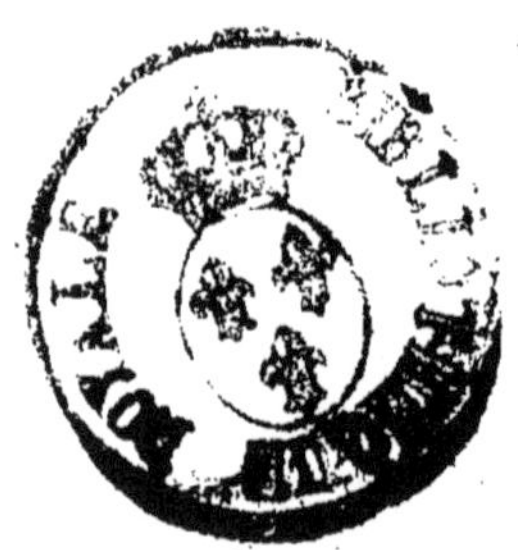

A LYON,

DE L'IMPRIM. DE DURAND, SUCC. DE BALLANCHE,

HÔTEL DE MALTE, RUE DU PLAT, N.° 15.

1823.

A MONSIEUR LE LIEUTENANT-GÉNÉRAL

VICOMTE PAULTRE DE LAMOTTE,

COMMANDANT DE LA 19.e DIVISION MILITAIRE,

GRAND-OFFICIER DE LA LÉGION-D'HONNEUR, etc. etc.

GÉNÉRAL,

L'ART de guérir et l'art de la guerre ont un but si différent, que la Dédicace de cet Essai sur les Fièvres adynamiques et ataxiques au Commandant de la dix-neuvième Division militaire, paraîtra peut-être une singularité. Mais à de grands talens dans la brillante profession des armes, ce Commandant réunit des connaissances variées et profondes; mais il apprécie avec une sagacité rare la haute importance de la doctrine physiologique; mais il environne de sa protection puissante le berceau de de l'Ecole nouvelle ! pouvais-je faire un choix plus digne, et un monument élevé par la reconnaissance, trouverait-il des contradicteurs ?

Tels sont vos droits, Général, à l'hommage public que je vous rends : tel est le sentiment qui me guide en faisant paraître sous vos auspices un ouvrage de médecine. Combien de motifs divers m'attachent aux intérêts de la doctrine physiologique ! D'immenses services rendus à la société l'ont déjà placée au rang des plus précieuses découvertes, l'évidence de ses principes fondamentaux a mis fin aux variations de la théorie ; enfin, (c'est à ce titre sur-tout qu'elle m'est chère) je lui dois les témoignages de bienveillance que vous m'avez donnés. Ils ne me laisseront rien à désirer, si vous agréez l'assurance de l'attachement sans bornes et des sentimens respectueux avec lesquels j'ai l'honneur d'être,

GÉNÉRAL,

Votre très-humble
et très-dévoué serviteur,

J. B. MONFALCON,
d. e. m.

Lyon, le 1.er mars 1823.

AVERTISSEMENT.

Ce Mémoire est en grande partie l'écrit auquel la Société libre d'Emulation de Liége a décerné le prix mis au concours sur la question suivante : *Déterminer le caractère de l'adynamie dans les fièvres putrides.* Mais il ne contient aucune des nombreuses observations que j'avais placées comme pièces justificatives dans la dissertation couronnée, et on y trouvera des fragmens d'essais envoyés à des concours, dont le résultat n'est pas encore connu (1), et de mémoires qui ont obtenu ou partagé des prix

---

(1) 1.er Mars 1823.

proposés en 1822, par plusieurs Sociétés savantes. Des questions difficiles y sont traitées, sinon avec talent, du moins avec impartialité. *C'est icy un livre de bonne foy, amy lecteur.* MONTAIGNE.

INTRODUCTION.

Plusieurs des questions diverses que les Sociétés de médecine proposent aux méditations des médecins, ont pour objet de fixer l'opinion sur la nature d'une maladie, ou sur le degré d'utilité d'une méthode thérapeutique nouvelle; d'autres, d'un intérêt plus général, appellent l'attention sur les principes même de la science, et soumettent ses parties fondamentales au jugement des esprits éclairés. Celles-là peuvent être résolues par les faits : celles-ci, abandonnées aux raisonnemens et aux systèmes, attendent du temps leur solution absolue. Quel plus beau sujet de recherches, que celui dont le but est d'apprendre, *si les affections dont on trouve les traces dans les viscères abdominaux à la suite des fièvres putrides ou ataxiques, sont l'effet, la cause, ou la complication de ces maladies!* Mais aussi combien il est difficile maintenant de résoudre cet important problème! Que de mystères physiologiques se rattachent à la question principale! est-il un seul des principes organiques de la science médicale qui ne s'y rallie plus ou moins?

Et dans quel temps encore faut-il aborder cette discussion? dans un moment où les partis en présence et également animés par la chaleur de la dispute et l'espérance de la victoire, sont peu disposés à écouter la voix de la modération et de la vérité.

Pour s'entendre en médecine, il faudrait commencer par convenir de la signification de certaines expressions qui sont, en quelque sorte, la base de notre langage. Qu'on ne s'étonne pas si les médecins s'accordent si peu sur les points les plus importans de leur science: autant de doctrines, autant d'interprétations différentes de ces mots, *vie*, *propriétés*, *forces vitales*, *maladies*, *irritabilité*, *sympathies ;* chaque école a son langage spécial ; telle dénomination a dans ce système une signification précisément l'inverse de celle qui lui est attribuée dans cet autre. J'ai cru devoir commencer mes recherches par une sorte de profession de foi sur ces matières ardues.

L'application de l'analyse à la pathologie a eu d'heureux résultats : on lui doit en grande partie les progrès immenses qu'a faits de nos jours l'art de connaître les maladies. C'est par elle que l'auteur de la *Nosographie philosophique* a mérité une célébrité que les variations de la théorie n'ont pas respectée, mais qu'elles ne détruiront point. Que d'efforts depuis *Hippo-*

crate, pour élever la médecine au rang des sciences exactes! Tel est le but commun à toutes les doctrines. A-t-il été atteint? non, sans doute. Ne voit-on pas les écrivains de toutes les époques faire ce triste aveu? Est-il un seul des auteurs de systèmes, qui n'ait, après avoir victorieusement réfuté ceux de ces devanciers, garanti l'évidence et la durée immuable de sa théorie? D'erreurs en erreurs, de doctrines en doctrines, toujours contempteurs du passé, et toujours asservissant l'avenir au présent, nous sommes arrivés à une époque mémorable d'anarchie qui, si on pouvait perdre le souvenir des innombrables révolutions dont la médecine a été le théâtre déplorable, et croire aveuglément aux magnifiques promesses d'une doctrine nouvelle, paraîtrait devoir se terminer enfin par le règne à jamais durable de la vérité. C'est parce que les médecins ont souvent manqué d'esprit de critique, que leur science a si long-temps tardé à faire des progrès positifs; l'amour du merveilleux, l'habitude de croire sans examen, une déférence servile pour les noms célèbres, l'ignorance, et par dessus tout, le défaut de philosophie, ont maintenu la pathologie pendant un grand nombre de siècles au rang peu honorable des sciences conjecturales. Peu d'hommes, surtout parmi les disciples d'*Hippocrate*, se servent de leur jugement; par habitude et paresse, ils ont long-temps mieux aimé croire que discuter.

Qu'on n'en doute pas, c'est de l'esprit d'examen qu'il faut, en grande partie, espérer désormais les progrès ultérieurs de la médecine. Assez d'écrivains ont fait des livres; assez d'hommes de génie, des systèmes; c'est un Bayle, qui maintenant manque à l'art de guérir. De justes reproches ont été adressés à la manie des doctrines nouvelles; mais ce qu'on a dissimulé et ce qu'il importait de mettre en évidence, c'est l'amélioration que chacune d'elles a fait éprouver à l'art de guérir. Lorsqu'elles ont pris assez de consistance dans l'opinion pour compter beaucoup de partisans et d'ennemis, l'esprit de critique endormi jusqu'alors se réveille; on ose enfin résister à l'ascendant des grands noms, et dans le grand conflit de l'ancien système avec le nouveau, la vérité fait toujours quelque conquête. Faut-il en citer un exemple? N'interrogez pas les siècles passés; considérez l'état actuel des sciences médicales. Combien est vive l'attaque de l'école physiologique contre celle du *Nosographe par excellence*; que d'erreurs sont signalées, que de lois de l'organisme sont mises en discussion! Qui peut méconnaître les avantages de cette lutte? Téméraire serait celui qui oserait aujourd'hui déterminer la durée du règne de la doctrine physiologique; mais nier son heureuse et puissante influence sur les sciences médicales, ce serait nier l'évidence. Elle a tiré l'esprit de critique de sa léthargie profonde, et l'a animé d'une énergie extraordinaire. Beaucoup de médecins avaient passé, sans s'en apercevoir, de l'admiration due aux ouvrages du professeur *Pinel*, à une obéissance servile aux principes de sa Nosographie; un homme fort est venu qui a brisé ce joug, et la volonté d'examiner, saisissant tous les esprits, les a conduits à la découverte d'un grand nombre d'erreurs et de vérités importantes.

Dans les sciences qui se composent de l'étude d'êtres invariablement les mêmes, l'esprit de critique ne saurait faire de révolutions, car il ne peut s'exercer que sur ce qu'elles ont de moins essentiel, les classifications. Que n'en est-il de même de la médecine, où les principes organiques de la science, la classification, et ce qu'on appelle les faits, tout est à la merci de quiconque veut créer un système. Ne croyant pas avoir en elle-même les élémens de ses progrès, elle s'affaiblit autrefois par une alliance impolitique avec la physique et la chimie. Si maintenant elle suit une direction meilleure, c'est à l'esprit de critique qu'elle le doit. Lui seul l'a affranchie du joug des préjugés, lui seul la délivrera de ceux qui pèsent sur elle encore. Les sciences conjecturales et celles qui ne sont point fixées, supportent long-temps le règne des hypothèses, mais à des époques plus ou moins rapprochées; des inductions tirées de faits nouveaux, et sur-tout l'ascendant d'un homme de génie, les ébranlent jusque dans leurs fondemens, et leur font éprouver une métamorphose complète.

Il n'est pas de système qui ne repose sur quelque vérité, il n'est pas de méthode générale de traitement, quelque dangereuse qu'on puisse la supposer, qui ne compte en sa faveur des exemples de succès. De même que des juges n'ont jamais manqué aux volontés des tyrans, de même, des faits ont toujours servi la cause des doctrines les plus déraisonnables.

Le mot *organisme* exprimera dans cet écrit, l'ensemble des lois communes à tous les corps qui sentent, croissent de l'intérieur à l'extérieur, se conservent en prenant dans les corps voisins, par un véritable choix, une matière qu'ils s'approprient et transforment en leur propre substance, n'obéissent point aux forces physiques générales, se multiplient par génération, et meurent enfin, après avoir éprouvé, pendant la durée de leur existence, une succession de modifications déterminées qu'on appelle *âges*, et de phénomènes, dont la première moitié a leur accroissement, et la seconde leur dépérissement progressif pour caractère invariable. Ainsi, l'uni versalité des êtres vivans est embrassée par lui, et la physiologie générale peut en faire usage d'une manière collective, pour désigner les rapports qui existent entre les actes divers, exécutés dans les corps dont le règne organique se compose. Telle est son acception littérale; mais je ne lui donnerai pas un sens aussi vaste, et il sera appliqué d'une manière spéciale au plus parfait des êtres vivans, à celui qui, seul parmi eux, joint à la faculté de sentir la faculté de penser.

Qu'est-ce que la vie, qui osera la définir? Quand le génie parviendra-t-il à découvrir cet important mystère? N'est-elle que la réunion merveilleuse des actions si variées, par lesquelles la manière d'être des corps organisés se manifeste? Serait-elle une puissance distincte de l'organisation, une force supérieure aux tissus et aux viscères, un *être* qui dicte à des agens ses lois suprêmes? Est-elle effet ou principe? D'épaisses ténèbres dérobent encore la vérité à nos yeux, et vainement cette intelligence dont nous sommes si fiers, s'est efforcée jusqu'à ce jour de connaître la raison de notre existence. Demandez au plus habile des physiologistes par quel mécanisme sont produits les phénomènes de la vie; ces phénomènes il sait les analyser, les classer; il connaît jusqu'à un certain point leur subordination mutuelle; il vous dira quelles fonctions ont été départies à ces nombreux organes, dont l'économie animale se compose; mais sa pensée et ses sens, mais les efforts combinés des intelligences de toutes les époques ont toujours échoué complètement, lorsqu'il s'est agi de savoir en quoi consiste l'essence de la vie.

Cependant l'esprit a supposé dans les corps organisés des forces qui les gouvernent; il les a créées pour exprimer, d'une manière générale, les conditions de l'existence des êtres vivans. Quel est le nombre de ces forces? les physiologistes n'ont pu s'accorder sur cette question importante, et ils diffèrent même d'opinions sur leurs attributions. Le seul point commun aux doctrines de toutes les écoles, c'est que leur caractère spécial est de soustraire les êtres vivans, pendant la durée de leur existence, à l'empire des forces physiques générales: ainsi que les êtres inorganiques obéissent à des principes personnifiés par l'imagination; de même ceux qui naissent et meurent, croissent et sentent, sont supposés soumis à des principes d'action spéciaux. Un minéral est fixé au sol et entraîné vers le centre de la terre par l'attraction; les affinités placent et maintiennent ses molécules intégrantes et constituantes dans un rapport de position déterminé et invariable; une autre puissance mystérieuse met constamment sa température en équilibre avec celle du milieu, dans lequel il est placé; telles sont les forces physiques et chimiques auxquelles il obéit exclusivement dans toutes les conditions. Elles tendent sans cesse à agir sur l'homme; mais l'organisme sait leur résister. Voyez le sang s'élevant dans les vaisseaux contre son propre poids; l'animal jouissant de la faculté de détacher à volonté son corps du sol malgré la force d'attraction; ses tissus formés de molécules indépendantes des forces d'affinité et de cohésion, et ses organes jouissant d'une température spéciale, quelle que soit celle du milieu dans lequel il est placé. Et les humeurs, et les solides dont le corps de l'homme est composé, sont formés d'élémens communs aux êtres inorganiques; qui donc les soustrait aux lois dont ceux-ci reconnaissent l'empire? La vie.

Indépendamment des abstractions appelées forces vitales, auxquelles, pour la commodité du langage médical, on suppose les êtres organisés soumis, il est des *lois* particulières aux corps vivans. Elles ne sont aussi que l'expression des phénomènes principaux de l'existence des végétaux et des animaux. Comment se fait la multiplication de l'espèce humaine? Par génération, par imprégnation des germes. Ce mode merveilleux de reproduction, encore inconnu dans la nature, est commun aux êtres vivans; il est une *loi* dont tous reconnaissent l'empire. Comment se fait-il que la durée de la vie de l'homme soit renfermée dans des limites qu'il ne peut dépasser ? Son mode de conservation, les modifications que son corps éprouve, à des époques de sa vie toujours les mêmes, la cause qui borne son accroissement à un point déterminé, ne sont-ce pas autant de lois invariables de l'organisme ? Et que de merveilles je devrais rappeler, si je descendais du vaste ensemble de sa vie aux détails des fonctions de ses organes ! Qu'il est admirable leur enchaînement ! quel ordre étonnant préside à l'accomplissement des actes divers dont l'existence de l'homme se compose ! Quelle combinaison merveilleuse de tissus, d'organes, de forces, d'actions, de résistances, de facultés ! Il devait veiller lui-même à sa conservation, et il a été doué de sensibilité au plus haut degré. Tandis que des sensations intérieures lui donnent la conscience de ses besoins, un appareil d'organes divers, établissant ses rapports avec les corps qui l'environnent, lui procure les moyens de les satisfaire. Son organisation et son intelligence l'appelaient à vivre en société, il lui fallait un agent pour exprimer les impressions qu'il ressent, et la voix lui a été donnée. Que si on étudie le mécanisme de son accroissement et de sa conservation, quelle variété parmi des fonctions dont le but commun est la réparation de ses pertes ! et d'abord les corps susceptibles d'être transformés en sa substance sont reçus dans un appareil spécial. Là ils sont mélangés avec des humeurs sécrétées par des organes particuliers, et sous l'influence de la vie convertis en un suc blanchâtre, qu'un ordre de vaisseaux spéciaux enlèvent des voies digestives et conduisent, modifié dans son trajet, soit par une élaboration nouvelle, soit par son mélange, avec d'autres humeurs, à l'agent principal de la respiration. Ici se fait le sang, ce principe de vie; ici a lieu, pour l'accomplissement de cet acte important, l'analyse vitale de l'air atmosphérique, et l'assimilation aux tissus organiques de l'un de ses élémens. Cependant, le liquide rouge, chaud, stimulant et immédiatement nutritif, que ce concours d'action a formé, lancé par le cœur, pénètre intimement toutes les parties du corps, satisfait à leurs besoins, porte aux glandes les matériaux des humeurs qu'elles doivent fabriquer; et lorsqu'il a ainsi revivifié tous les organes et nourri leur température, il est saisi, dépouillé de ses propriétés excitantes et réparatrices, par des vaisseaux qui le conduisent au lieu où l'attend une régénération nouvelle.

Ainsi se conserve l'homme comme individu; une fonction admirable, mais dont la nature est un mystère encore, lui donne la faculté de perpétuer son espèce.

Si, cessant d'examiner les actes divers dont le but commun est la nutrition de ses tissus, je me livre à l'étude de la qualité sublime qui en a fait le roi des êtres vivans; si mon attention se fixe sur les attributions variées de cette substance que l'on considère comme le siége principal de son intelligence, combien de nouveaux motifs d'étonnement et d'admiration! quel magnifique tableau que celui des facultés intellectuelles! C'est au cerveau qu'aboutissent toutes les impressions intérieures et extérieures; c'est là qu'elles sont perçues, reconnues par l'attention, comparées par la réflexion, conservées par la mémoire; c'est là que se forment et les idées dont les sensations sont les élémens, et celles qui, d'une nature pour ainsi dire céleste, antérieures à toute expérience, ont leur origine dans notre intelligence même; c'est là qu'existe le centre des systèmes nerveux; c'est enfin là que l'encéphale, provoqué souvent à l'exercice de ses fonctions par des stimulans internes, mais cependant doué d'activité spontanée, établit une réciprocité d'affections et des relations intimes entre les viscères et les organes soumis exclusivement à son empire.

Telles sont les *fonctions* principales dont se compose la vie de l'homme. On ne peut les concevoir indépendantes les unes des autres; l'enchaînement qui existe entre elles permet à peine à la pensée de les isoler et d'apprécier leur importance relative. Le sang et l'agent inconnu qu'on appelle l'influence nerveuse, voilà les conditions de l'action des organes. C'est le calorique qui entretient la vie; celle-ci n'est qu'une stimulation continuelle, et il n'a pas été donné à la physiologie positive de s'élever au-dessus de cette découverte.

Rien n'est resté de la doctrine de *Bichat*; sur les *propriétés vitales*, expressions vagues, dont on a étrangement abusé. Elles ne peuvent désigner qu'un fait primitif de l'organisme; en d'autres termes, elles sont le nom de la cause unique des actions qui sont communes à tous les êtres vivans. Ce principe posé, la sensibilité et la contractilité animale et organique sont des fonctions: il n'y a qu'une propriété vitale, mobile de tous les actes indispensables à la conservation de la vie, c'est l'irritabilité.

Oublierai-je les *sympathies*, dans cette énumération succincte des principales connexions par lesquelles nos organes sont liés. Une irritation affecte une partie, le système nerveux en fait éprouver l'impression à tout l'organisme; mais elle est spécialement ressentie par un ou plusieurs tissus placés à une distance plus ou moins grande de celui qui a reçu l'influence stimulante (1).

(1) Voyez sur la théorie des sympathies, l'article que je leur

Il importait peut-être avant d'entrer en matière de définir le sens des mots *organisme*, *forces*, *lois vitales*; c'est l'oubli de ce soin qui, chaque jour, provoque et multiplie les controverses : lorsque le langage des savans sera rigoureusement déterminé, moins d'obstacles s'opposeront à la découverte de la vérité. On sait combien les mots importent aux idées. Lorsque celles-ci manquent de rectitude, les signes qui les expriment ont eux-mêmes peu de justesse, et deviennent une cause fréquente d'équivoque et d'erreurs.

ai consacré dans le Dictionnaire des sciences médicales, *T.* 53, *page* 536.

Qu'on me permette de réclamer contre les fautes typographiques innombrables qui existent dans les articles de ce grand ouvrage dont je suis l'auteur : mutilations de noms propres, non sens, et contre-sens de toute espèce; ponctuation vicieuse; citations incorrectes, tout accuserait de négligence le médecin éclairé qui corrigeait les épreuves de mes dissertations, s'il n'était pas fondé à rejeter tant de fautes, sur la difficulté de lire les manuscrits qui lui étaient confiés. Eloigné de Paris par un intervalle de cent lieues, j'ai cruellement senti qu'un auteur dont la presse reproduit les ouvrages, ne peut être suppléé par personne, dans la fonction difficile d'inspecter les *épreuves*. M. le docteur Merat m'a demandé plusieurs fois un *errata*; mais celui-ci eût compromis par son étendue la renommée européenne de l'Encyclopédie médicale que ce savant dirigeait.

ESSAI
SUR LES MALADIES
APPELÉES
FIÈVRES PUTRIDES ET ATAXIQUES.

PREMIÈRE PARTIE.

Quel est le caractère des affections dont on trouve les traces dans les viscères abdominaux, après les fièvres putrides ou ataxiques ? Sont-elles des phlegmasies, et spécialement celle que l'Ecole physiologique appelle gastro-entérite ? Cette inflammation constitue-t-elle à elle seule la fièvre putride dans tous les cas ? Les symptômes de cette maladie sont-ils expliqués pendant l'autopsie cadavérique par l'état de la membrane muqueuse de l'estomac et des intestins ? Quelle est la nature des rapports qui existent entre les lésions de tissu d'espèces si variées que peut offrir cette membrane et les symptômes des fièvres putrides ou ataxiques ? Quel est le caractère de la phlegmasie gastro-intestinale lorsque ses traces sont manifestes ? a-t-elle été la cause, l'effet ou la complication de l'état fébrile ? La discussion de ces questions est l'objet de ce travail.

Elle doit s'appuyer souvent sur les résultats de l'autopsie cadavérique ; il faut donc commencer par déterminer le degré de confiance que mérite l'étude des lésions organiques qu'on observe après la mort. Un labyrinthe se présente ; l'anatomie pathologique offre le fil d'Ariane à celui qui osera s'y engager : quelle confiance mérite son secours; est-elle le plus sûr moyen de faire connaître la nature des fièvres putrides et ataxiques; l'état des tissus est-il une traduction fidèle des symptômes de la maladie, et les lésions organiques trouvées dans un cadavre révèlent-elles complètement le génie des affections morbides ?

Les résultats matériels de celles-ci occupent une grande place dans la doctrine physiologique. On y considère de légères rougeurs sur la membrane muqueuse gastro-intestinale, comme l'expression fidèle d'une phlegmasie qui a été elle seulela fièvre adynamique toute entière. Une maladie est l'affection d'un organe; voilà la pierre angulaire du nouvel édifice médical.

De violens reproches ont été adressés à l'anatomie pathologique par des médecins, qui cependant ne voyaient pas dans la vie une puissance indépendante de l'organisation, et ne croyaient point aux maladies et aux propriétés vitales considérées comme entités. On veut faire, disent-ils, de cette science prétendue, la base de la médecine : cependant elle vient à peine de naître; et de l'aveu unanime de ses partisans, elle n'a fait encore que de faibles progrès; elle fixe exclusivement l'attention sur ce que les maladies ont de moins important, de plus équivoque, les lésions physiques de tissu. Son sujet n'est-il pas l'étude des altérations de forme, de texture, de volume des diverses parties de l'économie animale, à qui peut importer ce travail ? est-il dans l'immense majorité des circonstances, autre chose qu'un simple objet de curiosité ? A quoi est utile l'histoire si minutieuse qu'on a donnée des divers modes d'altération du parenchyme pulmonaire, de l'œdème, de l'emphysème de cet organe ? L'affection primitive est-elle donc ces lésions de tissu que vous décrivez avec tant de soin ? Vous vous occupez d'un résultat, vous ne voyez que lui, et la nature de la maladie vous échappe. La mort survient dans un très-grand nombre de maladies avant le développement d'aucune lésion organique : beaucoup conduisent leurs victimes au tombeau, et ne laissent dans les tissus que des preuves équivoques de leur existence. Ces faits incontestables restreignent, à un très-petit nombre de cas, l'utilité possible de l'anatomie pathologique ; et dans ces cas encore, que d'incertitudes, de décisions arbitraires et d'interminables controverses, lorsqu'il s'agit de déterminer ces rapports des lésions de tissu, découvertes après la mort, avec les phénomènes de l'affection morbide, observés pendant la vie !

De toutes les classifications des maladies, les plus mauvaises sont celles dont l'anatomie pathologique a fourni les bases ; et comment en aurait-il été autrement ? Peu de maladies sont de son ressort ; elle ne saurait faire connaître la nature d'aucune. Bayle lui-même l'a avoué : *L'anatomie pathologique*, a-t-il dit, *ne fait connaître que des lésions organiques ; elle nous laisse dans la plus profonde obscurité relativement à la cause prochaine des maladies ; elle ne saurait presque jamais révéler la cause immédiate de la mort, et est dans l'impossibilité de fournir quelques secours directs pour étudier les maladies purement vitales.*

Quelle hérésie que la supposition de l'existence

d'une lésion matérielle, temporaire ou permanente dans toutes les maladies ; que d'arbitraire et d'ignorance des lois vitales dans ce prétendu principe ; quelle médecine que celle dont les élémens sont les caractères extérieurs des affections morbides ! Hâtons-nous de le dire pendant qu'il en est temps encore : l'extrême importance accordée de nos jours aux résultats des ouvertures de cadavres, a imprimé la direction la plus funeste aux sciences médicales. Si l'observation clinique est si peu cultivée maintenant, c'est qu'elle a été sacrifiée par les novateurs à l'anatomie pathologique. On devient aujourd'hui médecin, non comme au temps des Sydenham et des Baillou au lit des malades, mais dans les amphithéâtres et dans les musées, au milieu d'organes décomposés par la maladie, la mort, la putréfaction, et les moyens même qu'on emploie pour rendre plus évidentes les lésions de tissu dont ils sont devenus le siége.

Faut-il citer des exemples de l'influence déplorable que l'anatomie pathologique a déjà exercée sur les sciences médicales ? Ouvrez l'important ouvrage de l'un de ses plus zélés partisans, le livre du docteur Laënnec sur les phlegmasies de poitrine. Qu'y verrez-vous ? Des effets de l'inflammation aiguë ou chronique des élémens du poumon, transformés en autant de maladies spéciales ; des lésions de tissu, qui ne sont autre chose que les résultats du catarrhe ou de la péripneumonie à divers degrés, métamorphosés par un étrange renversement de faits et d'idées en entités imaginaires.

Les partisans de l'anatomie pathologique attachent une importance extrême à l'influence qu'exercent, pendant la vie, les lésions de tissu sur l'économie vivante : une doctrine nouvelle, fameuse par l'orgueil de ses prétentions et le fanatisme de ses sectateurs, a pour base cette idée-mère. Mais comment sont nées ces affections organiques ; ont-elles été improvisées ; les ouvertures de cadavres, disent-elles quels ont été le mode de production et la loi de développement de ces déviations de l'action organique ?

Jugerons-nous l'anatomie pathologique par les services qu'elle a rendus à la thérapeutique ? Ils sont grands, disent ses enthousiastes. Mais quels sont-ils? Depuis qu'on a donné une si bonne histoire de l'état du cerveau à la suite de son irritation hémorragique; depuis que nous possédons de si minutieuses descriptions, et des cavernes à parois mollasses, formées autour du sang épanché, et du ramollissement jaunâtre de l'encéphale qui existe aux alentours, et du kyste protecteur par lequel le corps étranger est emprisonné et absorbé après avoir été délayé, sait-on mieux guérir l'apoplexie ? Un seul des nombreux malades que frappe cette redoutable maladie, a-t-il dû son salut aux travaux de MM. Riobé, Rochoux, Serres et Bricheteau ? Est-il bien fondé à vanter son habileté, le médecin qui sait, armé d'un long cylindre, découvrir des cavernes dans le poumon pendant la vie des malades, et déterminer le siége précis et les dimensions d'une lésion organique, devenue mortelle par défaut de soins ? Il est beau, sans doute, de prédire, à l'inspection d'un cadavre dont on a étudié la maladie, le genre d'affection organique que le scalpel va montrer ; mais la guérison du malade eût été un triomphe bien plus glorieux. Qu'on dise quels services ont rendus sous ce rapport à la société les monographies des encéphaloïdes, des mélanoses, des ramollissemens, des tubercules, des productions accidentelles, des transformations de tissu, et de tant d'autres altérations organiques dont la description remplit nos livres. Vingt pages de Baillou, de Sydenham, de Bordeu, de M. Broussais, contiennent plus de vérités médicales que les lourds, longs et fastidieux articles d'anatomie pathologique qui ont envahi tant de pages de nos dictionnaires. Nos pères étaient moins savans, mais ils observaient davantage. Si leurs doctrines sont erronnées, soyons philosophes, et ne croyons pas à l'infaillibilité des nôtres. Un destin funeste nous a-t-il condamnés à ne perdre une erreur que pour tomber dans une autre; et la médecine n'a-t-elle échappé au joug de la physique et de la chimie, que pour porter celui de l'anatomie pathologique ?

Les censeurs de l'anatomie pathologique ont été entendus. Ecoutons ses panégyristes.

La médecine a mérité, pendant un grand nombre de siècles, d'être confondue avec les sciences conjecturales : en effet, de quoi se composait-elle ? D'opinions combattues par d'autres opinions, de faits démentis par d'autres faits. Autant de nations, autant d'écoles différentes; chaque siècle voyait régner successivement un grand nombre de systèmes, et quelquefois plusieurs à la même époque. Pourquoi cette prodigieuse fluctuation de doctrines? L'anatomie pathologique n'existait pas, il n'y avait rien de *positif* en médecine. Que d'abstractions ridicules dans nos livres, que d'absurdités dans nos meilleures nosologies ! Nul esprit de critique et de méthode, l'ontologie par-tout, et la vérité nulle part. Enfin, l'importance des ouvertures de cadavres est sentie, tous les yeux sont dessillés, et l'ère des chimères a cessé d'être. Il existe une secte qui est à la médecine ce que le genre romantique est à la littérature; sa doctrine est toute poétique; elle a créé une nature imaginaire. Ecoutez ses adeptes ; notre organisme est gouverné par une invisible puissance, qui n'est ni l'ame ni le corps ; des êtres mystérieux président aux fonctions de nos tissus, et peuvent confier au rein la sécrétion de la bile, aux glandes salivaires l'élaboration de l'urine. Tout est abstraction dans leur théorie de la santé, tout est arbitraire dans leur interprétation de la maladie. Ils ont peuplé l'économie animale de forces occultes, la pathologie d'entités inexplicables. C'est aux dieux inconnus qu'ils sacrifient, et le langage qu'ils parlent ne peut être entendu que d'eux-mêmes. Enfin, Morgagni, Bichat et leurs disciples créent l'anatomie pathologique ; les oracles de Montpellier se taisent, et le temple de la doctrine de cette école est à jamais abandonné. Qu'on ne s'y méprenne point ; la principale cause de la rapide décadence de cette doctrine, est la révolution que l'art d'ouvrir des cadavres a opérée. Le temps n'est plus où d'inintelligiques divagations philosophiques entouraient un médecin d'une grande renommée; le style des Pythonisses, des énigmes sans mot, des amphigouris physiologico-métaphysiques (qu'on nous pardonne la trivialité de l'expression en faveur de sa justesse), ont cessé d'être les caractères distinctifs du génie. Qui n'a point ouvert un grand nombre de cadavres, qui n'est profondément instruit dans l'art d'expliquer la maladie par les lésions de tissu qu'elle cause, ne saurait être un médecin habile; et Barthez lui-même, s'il était rendu aux sciences médicales, malgré son étonnante capacité pour abstraire, ne ferait point exception à cette loi (1).

Faut-il justifier ces assertions par des faits? Quelle multitude d'entités pathologiques ont cessé de déshonorer nos cadres nosologiques, depuis qu'on sait découvrir l'organe souffrant dans chaque maladie! Que d'affections morbides ont été découvertes, qui naguère, n'étaient pas même soupçonnées! Qui a révélé l'existence de la péritonite? l'anatomie pathologique. Qui a répandu des flots de lumière sur l'histoire, pendant si long-temps romanesque, des phlegmasies thorachiques? l'anatomie pathologique. Qui connaissait avant son avènement les nombreux et remarquables effets de l'inflammation chronique? et les phlegmasies des vaisseaux blancs, la phthisie, l'encéphalite, l'apoplexie, les maladies du cœur et tant d'autres; qui les a bien décrites pour la première fois? Un médecin de son école? L'art médical n'a-t-il pas fait de plus grands progrès depuis cinquante ans, que pendant le nombre immense de siècles, où l'observation clinique et l'induction composaient tous les moyens d'investigation du médecin? Cette révolution, qui vient de changer la face des sciences médicales, n'est-elle pas en grande partie

(1) Voyez dans *la nouvelle Biographie des Contemporains*, mes Notices sur Barthez et sur M. Broussais, hommes qui n'ont eu de commun qu'un beau génie, et l'avantage d'avoir eu pour adversaires une multitude de médecins aussi ineptes qu'injustes.

l'œuvre glorieux de l'anatomie pathologique, le plus solide des fondemens de la médecine? Que d'erreurs commettaient nos pères sur le siége des maladies, que de victimes a fait la longue ignorance de l'utilité des ouvertures de cadavres! Un malade est consumé par une inflammation gastrique: de célèbres médecins sont appelés; que de contestations sur le nom de l'affection morbide qui est en leur présence! combien d'entités différentes sont nommées! Il n'est qu'un point commun à tous, c'est la prescription de remèdes meurtriers. Confians, malgré d'innombrables revers dans leur vaine science, ils versent des liquides incendiaires sur une surface muqueuse dont la phlegmasie est toute la maladie. Enfin, des cadavres ont été ouverts, et les fièvres essentielles ont disparu. Depuis cette heureuse époque, moins de méprises sont possibles; l'intermittence n'est plus qu'une manière d'être des inflammations; et les diathèses, les virus, les doctrines humorales ne comptent plus qu'un petit nombre de partisans discrédités.

S'il est possible d'obtenir enfin une bonne classification des maladies, nous oserons le répéter, on la devra à l'anatomie pathologique: toute maladie n'est que l'affection d'un ou de plusieurs organes; l'altération des humeurs est constamment consécutive à l'affection des solides. Depuis qu'on ouvre des cadavres, on ne prend plus l'effet pour la cause, les résultats pour le principe, un symptôme pour la maladie elle-même. Lorsqu'on ignorait l'histoire des altérations organiques de nos tissus, la séméiotique était fondée sur des règles et sur des opinions conjecturales; mais depuis Morgagni et

Bichat, des cadavres en nombre incalculable ont été explorés ; on a cherché et déterminé le siége des maladies ; il y a eu enfin une science des indications. L'anatomie pathologique fournit les principaux moyens d'étudier les maladies à la fois organiques et vitales : celles qui ne sont qu'organiques, lui appartiennent exclusivement ; aucune classe d'affections morbides ne lui est étrangère ; son secours promet de grands avantages à la physiologie ; elle donnera aux rapports du médecin légiste l'exactitude, et la précision des expériences de physique ; elle perfectionnera par d'utiles changemens la théorie des médications, et *préservera enfin à jamais la médecine, comme l'imprimerie, la société, d'un retour aux siècles d'ignorance et de barbarie* (1).

Apprécions à leur valeur ces éloges et ces censures de l'anatomie pathologique : elle a mérité le bien et le mal qu'on a dit d'elle ; autant les services qu'elle a rendus sont grands, autant l'influence qu'elle commence à exercer sur les sciences médicales, aurait été préjudiciable, si des mains puissantes n'avaient construit une digue qui a prévalu contre le torrent des mauvaises doctrines. Les médecins physiologistes ont démontré combien peu d'importance avait l'étude des lésions organiques, isolée de celle des symptômes. Entre les deux moyens d'exploration des maladies, l'observation clinique et l'autopsie cadavéri-

(1) Mémoire qui a remporté le prix proposé par le Cercle médical de Paris, sur cette question : *Déterminer l'influence de l'anatomie pathologique*, etc. par J. B. Monfalcon et F. Ladevèze. (Journal complémentaire du Dictionnaire des sciences médicales, années 1822 et 1823.) Ce Mémoire, remis au Cercle médical au mois d'août 1821, contenait les idées qu'on vient de lire.

que, s'il fallait nécessairement opter, nul doute qu'on ne dût préférer la première à la seconde; mais le choix n'est pas permis. Toutes deux, indispensables et d'une égale utilité, elles sont aujourd'hui pour tous les médecins le cercle de Popilius.

Qu'on ne les sépare point; toute leur force est dans l'intimité de leur alliance. Malheur au médecin dont le talent n'a pas été consolidé par une longue expérience de l'art de forcer la mort à révéler le secret des souffrances de l'organisme. Une étude profonde de l'anatomie pathologique est d'une nécessité absolue pour donner au diagnostique toute la certitude dont il est susceptible. C'est en vain qu'on réunirait au tact le plus exquis, un jugement sain, une érudition profonde, l'organisation la plus heureuse; rien ne saurait suppléer aux ouvertures de cadavres. Qui n'a pu en faire un grand nombre, qui les dédaigne, malgré tous ces avantages naturels et acquis, sera toujours un médecin vulgaire. Un autre écueil à éviter, c'est de faire des autopsies cadavériques, la base de la médecine. L'anatomie pathologique n'est point une science, c'est le complément d'une science. Son sujet est la partie la moins importante de l'histoire des maladies. La médecine, telle qu'elle était faite naguère, servait beaucoup sa cause; on avait de fréquentes occasions d'étudier les altérations organiques lorsque les toniques et les stimulans étaient presque universellement opposés aux inflammations des voies gastriques. Ces méthodes incendiaires, appliquées au traitement de la plupart des phlegmasies, ont enfanté ce nombre prodigieux de lésions de tissus, dont la description remplit nos livres. Les médecins qu'égaraient les doctrines ontologiques, après avoir vu d'un œil inhabile, leurs malades dépérir et succomber, ouvraient avec soin les cadavres de ces victimes, et se récriaient d'admiration, en découvrant des désordres organiques, dont l'histoire était bien leur propriété, car ils les avaient produits ou n'avaient pas su les prévenir. Ce triste avantage est aussi le partage de ceux qui se gardent d'étouffer une phlegmasie dans son berceau, et, par respect pour la doctrine des crises, lui laissent le temps de grandir et d'accabler l'économie vivante. A qui appartiennent les grandes découvertes qui, depuis un petit nombre d'années, ont régénéré les sciences médicales? à l'école anatomico-pathologique? Non, sans doute; Bichat et M. Broussais sont étrangers à cette secte; et c'est par le second de ces hommes célèbres, qu'elle a été anéantie.

Quelle est la nature de la maladie qu'on nomme *fièvre putride*? est-elle une gastro-entérite? Analysons ses symptômes. Leur énumération laisse beaucoup à désirer, sous le rapport de l'ordre qui y préside, dans la plupart des monographies de cette maladie: ses historiens divisent arbitrairement sa marche en trois périodes, et distribuent, à leur gré, dans chacune d'elles, les symptômes dont elle se compose. Ceux-là la font débuter par la tristesse, la taciturnité, les lassitudes spontanées; ceux-ci par les phénomènes de l'irritation gastro-intestinale. Il est évident que lorsqu'elle est grave et doit se terminer par la mort, elle suit, sous le rapport du nombre et de l'intensité des phénomènes, une progression facile à observer; mais des caractères positifs et constans ne distinguent ses périodes entre elles que dans les livres. La méthode que j'adopterai facilitera la détermination du siége de la maladie. Il est impossible d'obtenir ce résultat, si on ne rapporte pas chaque symptôme à l'organe dont l'affection le produit, et si l'examen des causes du mode de développement et de la *physionomie* de la fièvre prétendue, n'apprend à reconnaître au milieu des souffrances de tout l'organisme, le tissu qui a été primitivement malade, et qui l'est essentiellement.

1.° *Phénomènes caractéristiques.* Ils expriment l'affection de l'appareil digestif; la membrane muqueuse gastro-intestinale est leur siége : les voici énumérés dans la langue aphoristique.

Soif plus ou moins vive, répugnance presque invincible pour les alimens solides, les matières animales; désir pour les acidules et les végétales ; anorexie.

Rougeur vive (à un degré variable) de la pointe et des bords de la langue, développement de ses papilles, grande tendance des malades à rétrécir cet organe en forme de fer de lance. (Elle est couverte au centre par un enduit fuligineux noirâtre, que forme le mucus de la bouche épaissi ; cet enduit très-variable sous le rapport de sa couleur, de sa consistance et de son épaisseur aux différentes époques de la maladie, salit et encroute les dents et les lèvres. Est-il blanchâtre, grisâtre, épais ? l'estomac contient des matières saburrales, qui, dans ce cas, sont de véritables corps étrangers et la cause de l'irritation gastrique. Mais la langue est-elle rouge, desséchée, fendillée ? la membrane muqueuse gastro-intestinale est vivement irritée.)

Déglutition difficile, digestion pénible; tension de l'abdomen qui est douloureux quelquefois (plus souvent à l'épigastre qu'ailleurs), mais non toujours; nausées, éructations, vomissemens qui présentent une grande variété quant à leur fréquence, à la couleur, à la nature des matières vomies; constipation, mais plus souvent diarrhée, déjections involontaires des matières fétides; quelquefois météorisme de l'abdomen. (Lorsque la diarrhée survient, l'irritation s'est prolongée de l'estomac au gros intestin.)

Action funeste des stimulans et des toniques qui, mis en contact avec la membrane muqueuse irritée, portent les accidens au plus haut degré d'intensité.

(Qu'annoncent ces phénomènes ? évidemment une phlegmasie gastro-intestinale; la progression de l'inflammation le long du tube digestif, est un accident assez commun qu'on soupçonnait peu avant Bichat. C'est ordinairement à une époque assez avancée de la maladie, et lorsqu'il ne reste que peu d'espérance de guérison, qu'on observe le météorisme de l'abdomen. On l'explique en supposant l'accumulation et le séjour des matières alvines vers la valvule ilio-cécale; mais cette théorie n'est-elle pas trop mécanique, et ne doit-on voir dans ce phénomène autre chose qu'une simple dilatation des parois intestinales par des gaz ? L'altération que présente la langue dans la gastro-entérite et l'embarras gastrique, de même que l'inappétence, l'anorexie, le désir des boissons acidules, etc. ne sont assurément pas des phénomènes *locaux*, et portent le caractère des sympathies pathologiques. Mais leur existence est constante ; mais on ne peut classer en catégories les symptômes qui dépendent de l'affection des voies digestives.)

2.° *Phénomènes sympathiques, action sympathique de l'irritation gastro-intestinale sur les organes qui ne font point partie des voies digestives.* Cette action s'exerce particulièrement sur le cerveau et sur le cœur.

Signes de l'affection sympathique de l'encéphale : Tristesse, morosité, hypocondrie, céphalalgie, stupeur, disposition aux aliénations mentales ; affaiblissement remarquable des facultés intellectuelles et sensoriales ; expression singulièrement triste de la physionomie ; abattement, affaissement extraordinaire, délire sourd, ou bien vive excitation de l'encéphale, et délire bruyant ou furieux ; rêvasserie, réponses lentes, peu suivies, qu'on obtient difficilement : somnolence, spasmes convulsifs, fatigue extraordinaire, douleurs contusives dans les membres, lassitudes spontanées, sensation de déchirement dans les organes fibreux et musculaires extérieurs, irritation de ces organes portée quelquefois au point de finir par un abcès dans les synoviales ou par le rhumatisme aigu ; prostration extrême, nullement en rapport avec l'état réel des forces, dont ainsi elle n'est point l'expression et le résultat de la concentration des mouvemens vitaux sur l'organe enflammé.

Coucher en supination ; (fort souvent le malade s'agite beaucoup dans son lit, se contourne, se tourne en sens divers, et porte fréquemment ses bras en l'air ou au-dessus de sa tête ; fort souvent encore il fait entendre des plaintes, des gémissemens, pousse des soupirs, des cris, verse des larmes sans sujet, et est en proie à une inquiétude vive sans objet déterminé; d'autres malades font des grimaces involontaires, leurs muscles de la face se contractent d'une manière convulsive; l'aphonie est commune.)

Regard hébété, fixe, morne; rougeur, sécheresse de la conjonctive, quelquefois larmoiement; dilatation des ailes du nez; aridité de la bouche et des narines. (On observera que les causes ordinaires des fièvres putrides, de l'ordre de celles qu'on appelle morales, agissent *directement et primitivement* sur le cerveau.)

Signes de l'affection sympathique du cœur : Accélération des contractions de cet organe (fièvre), grandes variétés dans l'état du pouls, tantôt petit, lent, d'autres fois vif, serré, fréquent, assez ordinairement plein, dur, large dans le début de la phlegmasie ; inégal, petit et faible lorsque la douleur est très-vive (celle-ci opprime alors le cœur) ; ces variations du pouls sont relatives au degré de l'irritation, à la nature des effets sympathiques, à la susceptibilité individuelle : il n'est pas toujours facile de les expliquer.

Signes de l'affection sympathique des membranes muqueuses : Rougeur, sécheresse de la pituitaire et de la conjonctive; rougeur, dilatation de l'orifice de l'urètre; fétidité de l'haleine, difficulté de respirer, toux vive, fréquente, caractérisée tantôt par de petites secousses, tantôt par des secousses violentes qui ont lieu presque à chaque inspiration, sur-tout pendant les redoublemens. Point d'autre expectoration que l'excrétion d'une mucosité sanguinolente; très-souvent sensation d'une douleur déchirante dans la poitrine pendant la toux. (On attribue celle-ci aux connexions qui existent entre l'estomac et le diaphragme, organes soumis à l'action de la même paire de nerfs.)

Signes de l'affection sympathique des organes sécréteurs exhalans, et de la peau: Altération, suppression des sécrétions (à l'exception de la biliaire); éréthisme de tous les organes sécréteurs; beaucoup de variations dans les qualités physiques et chimiques de l'urine, qui est ordinairement de couleur foncée pendant la première période de la maladie. Rien, au reste, de constant à cet égard. Chaleur âcre, sécheresse (sur-tout à l'épigastre) de la peau qui est couverte quelquefois d'une couche grisâtre, terreuse, pulvérulente, et est d'autres fois d'une couleur jaune d'ocre; sueurs partielles, froides, fétides. Chaleur âcre à la paume des mains et à la plante des pieds; vibices, taches, sentiment de brûlure à l'intérieur. (Le malade s'opiniâtre à se découvrir la poitrine et l'épigastre.)

Eruption de parotides. Les parties sur lesquelles le corps repose, les tubérosités sciatiques et la région qui correspond au sacrum, se couvrent souvent d'escarres gangreneuses; souvent encore on remarque, pendant le cours de la maladie, ces hémorragies qu'on appelle *passives*.

La mort est annoncée par l'intensité toujours croissante de la phlegmasie gastrique et de l'irritation cérébrale sympathique; tantôt celle-ci, tantôt celle-là prédomine. Souvent l'irritation sympathique de l'encéphale, du poumon, du foie, d'une membrane muqueuse ou séreuse, devient essentielle, masque la gastro-entérite, paraît en première ligne, et donne au pouls une élévation, une tension, une force qui n'est autre chose que l'expression d'une inflammation aiguë nouvelle, et que des yeux peu exercés ont quelquefois confondue avec les signes d'une convalescence prochaine. On reconnaît en général l'imminence du danger à la réunion des signes suivans : prostration excessive, enduit fuligineux épais sur les dents, la langue et les lèvres; délire loquace, face hippocratique, œil terne, occlusion de l'œil presque complète; aphonie, évacuation involontaire de matières alvines d'une grande fétidité; embarras progressif de la respiration, soubresauts des tendons, carphologie; pouls intermittent et fugace, froid des extrémités. (La région de l'estomac reste quelquefois chaude plusieurs heures après la mort, pendant que les autres parties du corps sont glacées.)

L'ordre d'apparition et de succession des symptômes de la fièvre putride, le nombre des sympathies pathologiques, et leur mode de développement présentent un grand nombre de variétés. Deux de ces phénomènes méritent une attention particulière; l'un est négatif, c'est le peu d'intensité, et même la nullité de la douleur abdominale, pendant le cours de gastro-entérites extrêmement aiguës; l'autre est cette prostration extraordinaire et cependant illusoire des forces : cette pseudo-adynamie, qui se montre sur le premier plan du tableau, et a pendant trop long-temps occupé exclusivement l'attention du médecin. Arrêtons-nous quelques instans sur celui-ci :

La prostration des forces, l'adynamie (ce phénomène si remarquable de la fièvre putride et qui seul a suffi pour lui imposer un nom), est-elle constamment un effet sympathique, faut-il la regarder comme une entité ? est-elle un être qui peut exister sans irritation primitive, préalable, essentielle d'un organe, et constituer à lui seul la partie principale d'une maladie ?

Il existe entre l'adynamie des fièvres putrides et la débilité simple, des différences importantes sous le rapport de leurs causes, de leurs symptômes et surtout de leur traitement. L'une est subordonnée à une irritation locale ; il ne faut voir en elle que le résultat sympathique de la concentration des mouvemens vitaux sur un organe enflammé. Elle ne donne pas une idée exacte des forces, puisqu'elle porte à présumer qu'elles sont extrêmement diminuées, tandis que l'économie animale possède encore une grande énergie vitale, concentrée, il est vrai, sur le tissu malade. Dans l'autre, la prostration des forces n'est point fictive ; elle est réelle, positive ; aucun organe n'est sur-excité ; tous, à des degrés différens, sont affectés *et dans un état propre à devenir le siége d'une inflammation violente.* Beaucoup de causes peuvent enfanter cette débilité : on la voit à la suite d'une longue abstinence, de toutes les évacuations excessives, d'hémorragies abondantes, des fatigues très-fortes supportées pendant long-temps, etc. Des évacuations sanguines locales ont enlevé l'irritation qui est l'élément de la fièvre putride ;

l'estomac ayant cessé d'être enflammé, ne s'empare plus des forces des autres organes, et la pseudo-adynamie disparaît comme par enchantement. Il faut au contraire combattre l'adynamie positive par des moyens absolument opposés ; ce qu'elle demande, c'est un régime réparateur, bien ordonné ; ce sont des alimens nourrissans, et lorsqu'elle a un caractère morbide, des stimulans, des toniques. Le système nerveux est évidemment affecté dans la pseudo-adynamie des fièvres putrides ; c'est par lui qu'elle est produite, car elle ne saurait être l'effet de la phlegmasie gastro-intestinale ; et ce fait est si vrai, que l'adynamie la mieux caractérisée, peut succéder à l'affection exclusive du système nerveux sans le concours d'une inflammation. Plusieurs causes des fièvres putrides agissent : 1.° en affectant directement l'encéphale et les nerfs ; 2.° en irritant les voies digestives.

Dans la fièvre putride, et en général dans toutes les inflammations aiguës et douloureuses, la véritable adynamie, celle qui est le résultat de l'affaissement direct des forces, peut succéder au déclin de la maladie, à la pseudo-adynamie. Ainsi, très-souvent l'irritation sympathique d'un organe devient inflammation essentielle.

L'ordre dans lequel on fait connaître les symptômes d'une maladie, a une grande importance ; et, pour déterminer le caractère de celle-ci, il n'est point indifférent de commencer par les lésions de fonctions de tel organe ou de tel autre. Celui qui veut placer le siége d'une névrose dans un viscère, a grand soin de montrer en première ligne les symptômes qui décèlent l'affection de cette partie, et de son autorité privée, il classe arbitrairement les autres phénomènes pathologiques, suivant qu'il les croit plus ou moins essentiels. Presque toutes les maladies se composent de la lésion de plusieurs systèmes; la difficulté est de savoir lequel de ces systèmes a souffert le premier : ou plutôt, ce qui n'est pas la même chose, lequel d'entre eux est le point de départ des phénomènes sympathiques. On peut rarement résoudre ce problème par des faits qui ne laissent aucune prise à la critique. Voyez dans un ouvrage estimable sur la physiologie du système nerveux, l'histoire de l'hystérie. L'auteur veut faire de cette prétendue névrose utérine, une affection idiopathique du cerveau : avec quel soin n'énumère-t-il pas les moindres désordres dont on peut rapporter le siége à l'encéphale ; mais combien il est concis lorsqu'il est question de ceux qui annoncent l'irritation de l'utérus ! Il en est des symptômes d'un certain nombre de maladies, lorsqu'il s'agit de déterminer leur siége, comme de l'autorité d'Hippocrate et des princes de la médecine, lorsqu'il est question de créer une doctrine. Ce sont des matériaux à la disposition des architectes de toutes les écoles, et qu'on peut employer à la construction de toutes sortes d'édifices.

Deux appareils d'organes sont principalement affectés dans le groupe de symptômes qu'on appelle fièvre putride, celui de la digestion, et le cerveau. L'ordre dans lequel les phénomènes de la maladie se manifestent et se succèdent, ainsi que leur histoire même, font connaître le siége primitif de l'irritation, qui n'est pas exclusivement les voies gastriques, comme le dit le fondateur de la doctrine nouvelle :

on ne peut, selon moi, présenter ces expressions, *fièvre putride* et *gastro-entérite*, comme étant synonymes. J'ai l'intime conviction que le cerveau peut être le siége primitif de la maladie : l'étude des symptômes de la fièvre putride, l'examen de ces causes dont le plus grand nombre agit directement sur l'encéphale; l'ordre d'apparition des phénomènes; enfin, jusqu'aux résultats de l'autopsie cadavérique, tout me paraît démontrer que le cerveau peut être quelquefois le siége de cette affection essentielle prétendue.

Elle n'est connue encore qu'imparfaitement; l'observation clinique a seule été interrogée sur sa nature : achevons son histoire par l'énumération complète, mais succincte, des résultats de l'autopsie cadavérique.

Peu de temps après la mort, quelquefois un peu avant le moment fatal, la peau se couvre, à la suite d'un grand nombre de maladies, mais particulièrement des fièvres putrides, de taches superficielles, violacées, brunes, livides, et plus ou moins étendues. Ce sont, comme on sait, des sugillations; leur siége ordinaire est le dos, les fesses, les parties sur lesquelles le corps repose; mais on les voit aussi souvent sur le cou, le visage, l'abdomen; sur le tissu membraneux des viscères et à la superficie des poumons, de l'estomac, de l'épiploon. Ce n'est pas ici le lieu de les décrire, mais seulement de faire observer qu'elles sont un effet de la mort, et suivant la théorie la plus vraisemblable jusqu'à ce moment, un commencement de putréfaction. On ne doit donc point placer au rang des lésions de tissu que laissent après elles les fièvres putrides et ataxiques, ces vergetures, ces taches noirâtres, et plus ou moins larges, qu'on remarque, dans certains cas, sur le colon, l'estomac et l'intestin grêle. Il n'existe pas de rapport nécessaire entre elles et les symptômes de la maladie. Qu'on ne place pas de même au rang des modifications organiques de tissu particulières à ces fièvres, les congestions sanguines qui ont lieu à la partie postérieure des poumons et dans les parties les plus déclives des cadavres. Après la mort, les liquides soustraits à l'influence de la vie, obéissent à une loi physique, la pesanteur. Ces engorgemens vraiment passifs sont souvent encore l'un des effets de l'agonie qui appelle et laisse le sang veineux dans le parenchyme pulmonaire.

La mort exerce sur les tissus une action commune à tous; elle les décolore en partie, et fait sur-tout pâlir les membranes muqueuses. Tel organe qui était pendant la vie gorgé de sang et sur-excité, perd, lorsque la mort a éteint l'irritation locale, une grande partie et quelquefois la totalité des fluides dont ses vaisseaux étaient remplis. Aussi est-il rigoureusement vrai que des phlegmasies peuvent avoir existé, bien que les organes qu'elles affectaient, n'offrent aucune trace de leur existence. En d'autres termes, un tissu qui, pendant une autopsie cadavérique, paraît être dans son état naturel, peut cependant avoir été le siége d'une inflammation mortelle. Remarquons toutefois que les faits de ce genre sont fort rares. Morgagni a vu des pleurésies ne pas laisser de preuves matérielles de leur existence. Ce phénomène (sur lequel je reviendrai) se montre spécialement à la suite des phlegmasies extrêmement douloureuses, de celles qui sont dangereuses, bien moins par l'importance de l'organe malade que par le nombre et l'étendue de ses relations sympathiques, sur-tout à la suite des inflammations des membranes séreuses. Il a dû frapper beaucoup l'attention des médecins physiologistes qui en ont peut-être exagéré quelquefois les conséquences. Quelques médecins, en admettant ce fait comme irrécusable, pensent cependant qu'il n'explique pas suffisamment l'absence des effets matériels de l'inflammation sur la membrane muqueuse gastro-intestinale, lorsque la fièvre putride a donné la mort après avoir duré long-temps, et avoir parcouru régulièrement ses périodes.

Les altérations de tissu qu'on observe sur les cadavres des victimes de la fièvre putride, sont extrêmement nombreuses. Combien de nuances intermédiaires entre les taches, les rougeurs avec ou sans épaississement que présente dans quelques points la membrane muqueuse, gastro-intestinale, et les ulcérations qui ont détruit la plus grande partie de ce tissu, ou les dégénérations organiques qui sont l'œuvre de ses phlegmasies chroniques! combien d'autres altérations dans les viscères voisins, et dans ceux des deux autres cavités splanchniques, particulièrement du thorax, viennent augmenter la perplexité du médecin! Quel champ vaste pour les discussions; quelle inépuisable source de décisions arbitraires que ces cas où l'autopsie cadavérique ne montre sur la membrane muqueuse gastro-intestinale, aucun effet manifeste de l'inflammation! Il n'existe pas toujours de relation évidente entre la lésion de tissu observée après la mort et la violence de la maladie. Telle fièvre putride tue un individu dont la membrane muqueuse gastro-intestinale, examinée avec soin, se montre dans son état naturel, ou ne présente que quelques vergetures. Telle autre a paru peu grave, peu aiguë; et cependant on trouve après la mort, dans les viscères abdominaux, de vastes ulcérations, des lésions organiques considérables de l'estomac et des organes voisins; des épanchemens de nature variée dans la cavité abdominale ; aucune des manières d'être si diverses de la gastro-entérite, ne s'accompagne d'effets morbides, invariablement les mêmes, et l'anatomie pathologique ne peut nullement fournir les élémens de leur classification.

S'il était indispensable de classer en sections les résultats divers de l'autopsie cadavérique des victimes de la fièvre putride, il serait peut-être convenable de les présenter dans l'ordre suivant :

1.° La membrane muqueuse gastro-intestinale est *parfaitement saine* ; on ne trouve sur elle aucun vestige de phlegmasie. (Cas fort rare.)

2.° Elle présente des traces d'inflammation, mais *des traces de caractère équivoque*, consistant, par exemple, en rougeurs superficielles peu étendues, en congestions sanguines de nature problématique. Dans ces cas, plus communs que le précédent, les vestiges d'irritation qui existent, ne paraissent pas rendre raison des symptômes de la phlegmasie violente qu'on a observée. (Point de doctrine dont la discussion sera bientôt ouverte.)

3.° Enfin, on trouve dans les viscères abdominaux, et spécialement sur les voies gastriques, les effets les plus évidens de l'inflammation. Ce cas est le plus ordinaire dans une forte proportion, qu'il n'est pas cependant possible de déterminer rigoureusement.

Des médecins qui se sont récemment occupés de l'anatomie pathologique des irritations gastriques, rapportent les lésions de tissu qu'elles créent, celles-là à une inflammation aiguë, celles-ci à une phlegmasie chronique. Cette classification est arbitraire : beaucoup de lésions organiques se montrent dans l'un et l'autre cas.

I. *L'aspect extérieur* du tube digestif apprend en général peu de chose, il est ordinairement dans son état naturel. On voit cependant quelquefois la tunique péritoniale de l'intestin injectée, et du sang combiné avec le tissu lamineux placé entre les tissus séreux et musculaire. Si l'estomac ou l'un des intestins est contracté, resserré, cet état est manifeste aussitôt que la paroi abdominale a été incisée.

II. La cavité gastro-intestinale est ouverte et son intérieur à nu. La membrane muqueuse paraît saine; mais l'examinant avec soin, on la trouve *rosée*, ses capillaires sanguins sont injectés. Y a-t-il congestion sanguine sans phlegmasie? Faites macérer le tissu qui la présente, lavez-le avec précaution, et bientôt, dépouillé du liquide qui l'engorgeait, il aura repris sa densité, sa couleur et sa consistance naturelle. N'attendez pas le même résultat si l'inflammation a combiné le sang avec les parties qui le constituent : aucun procédé ne peut lui rendre son état ordinaire, une irritation lui a fait perdre sa blancheur et son organisation première ; la vie seule aurait pu les lui rendre. On trouve quelquefois la membrane muqueuse gastro-intestinale, d'une lividité qui ne lui est pas naturelle.

III. Elle ne présente dans d'autres circonstances que de *légères échymoses*, assez semblables à celles des scorbutiques, et dont la théorie est celle des hémorragies présumées passives. Cette membrane est dans certains cas pâle, livide, marbrée dans quelques points : on voit çà et là des taches bleuâtres, noirâtres, de couleur plombée. Celles de ces taches, qui sont des phénomènes cadavériques, ne pénètrent pas dans l'épaisseur des parois intestinales; celles qui sont des effets de l'inflammation sont caractérisées par l'injection sanguine du tissu malade.

IV. Souvent cette membrane est le siége de *rougeurs*, tantôt superficielles et très-étendues, tantôt circonscrites et très-foncées. Il existe une foule de nuances entre ces divers degrés de la coloration en rouge, depuis le rose pâle jusqu'au rouge vif, au rouge ardoisé et au rouge noirâtre. Il y a combinaison entre le tissu muqueux et la partie rouge du sang, et presque toujours en même temps épaississement de la partie qui était irritée.

V. Cet *épaississement* présente un grand nombre de variétés relativement à son degré, à son étendue, à son siége, aux lésions de tissu qui existent avec lui. Rarement il occupe une large surface, souvent il forme des plaques dont le nombre peut être fort considérable, et le volume assez grand pour oblitérer en grande partie la cavité intestinale; celles-là sont circulaires et larges, celles-ci irrégulières, petites et très-nettement circonscrites.

VI. Cet épaississement, ces plaques précèdent

ordinairement la formation des *ulcères* ; la description de ces solutions de continuité pourrait être la matière d'une ample monographie ; elles ont des formes extrêmement variées. Il est des ulcères circulaires et dont les bords sont taillés à pic ; d'autres sont superficiels et occupent une vaste surface ; ceux-là sont petits, profonds ; ceux-ci entourés par des bords irréguliers, fongueux : beaucoup ont leur siége dans des plaques épaisses ; beaucoup permettent d'apercevoir la tunique musculaire à nu. La membrane muqueuse est souvent boursoufllée et ramollie autour d'eux ; des taches brunâtres sur le péritoine, correspondent souvent aux ulcérations et plaques intérieures.

VII. De véritables *perforations* peuvent exister : il en existe rarement plusieurs. Celles-là sont larges ; celles-ci presque imperceptibles, et si étroites, qu'elles n'ont laissé pénétrer que du gaz dans la cavité abdominale. On ne peut les expliquer que par l'inflammation ; et l'épithète de *spontanées* ne saurait leur convenir dans aucun cas. Cette lésion organique a été décrite avec un soin extrême par MM. Chaussier et Percy ; M. Broussais a parfaitement indiqué ses rapports avec la péritonite.

VIII. On a vu quelquefois, à la suite de fièvres putrides chroniques (gastro-entérites), la *capacité* du tube digestif extrêmement *diminuée* par le resserrement, la contraction des parois de l'estomac ou de l'intestin. Cette lésion organique a été observée encore à la suite de l'empoisonnement par l'acide nitrique.

IX. De véritables *pétéchies*, tantot d'un rouge

brun, tantôt bleuâtres, noires quelquefois ; une éruption pustuleuse, des exanthèmes de forme variée, de nombreux boutons formés par l'engorgement des follicules muqueux, arrondis, marqués d'un point noir à leur sommet, ou blancs à une époque plus avancée de la phlegmasie : voilà d'autres effets de la gastro-entérite (et non une maladie spéciale) que les observateurs ont signalés.

X. L'une des terminaisons possibles de la phlegmasie, c'est une *exhalation abondante d'un sang séreux ou noirâtre* qu'on trouve après la mort dans la cavité de l'intestin, et dont la quantité peut être énorme.

XI. Dans d'autres circonstances non moins rares, la membrane muqueuse est couverte en partie d'une *exsudation puriforme :* on a vu de petits abcès situés entre les différentes tuniques de l'intestin.

XII. Rœderer et Wagler, MM. Broussais, Jaëger, Cruveilhier, Chaussier, Lallemand et quelques autres médecins ont décrit avec soin le *ramollissement* de la membrane muqueuse gastro-intestinale, qui n'est pas aussi une maladie spéciale, comme on l'a dit, mais l'un des ouvrages si variés de l'inflammation. Tantôt le tissu muqueux est épaissi, floconneux, transformé en une sorte de bouillie ou de pulpe; tantôt possesseur de sa forme, mais privé entièrement de sa cohésion. On a vu dans ces cas le tissu cellulaire sous-muqueux affecté d'œdème.

XIII. Ce n'est pas un effet très-rare de l'inflammation gastro-intestinale, que la *gangrène* d'une partie plus ou moins considérable de la membrane malade. On voit souvent sur elle, à la suite des fièvres putrides, des escarres noirâtres charbonnées, qui laissent en tombant d'énormes ulcérations. Les monographies de l'iléus et du volvulus contiennent un grand nombre d'observations du sphacèle d'une portion considérable de la tunique interne de l'intestin.

XIV. Parmi les lésions organiques consécutives, la gastro-entérite, *l'engorgement des ganglions mésentériques*, mérite une mention particulière. M. Broussais a enseigné que toutes les fois qu'une surface muqueuse était irritée, les ganglions lymphatiques situés derrière cette surface, et en relation avec elle au moyen de leurs radicules absorbans, participaient à l'irritation : c'est ce qui a lieu dans la gastro-entérite. L'état des ganglions lymphatiques du mésentère correspond au degré de la phlegmasie; ceux-là sont durs, rougeâtres; ceux-ci en suppuration, désorganisés, remplis d'une matière brune.

XV. Les lésions organiques du foie accompagnent fort souvent la gastro-entérite; rarement l'hépatite est une affection essentielle.

XVI. L'inflammation gastro-intestinale produit quelquefois, mais fort rarement, *des fausses membranes*, *des fongus* et *des tissus accidentels*. De nombreux *tubercules* ont été vus dans l'épaisseur des parois intestinales chez des phthisiques.

XVII. Enfin, on trouve souvent dans les cadavres d'individus morts de fièvres putrides, des lésions de tissu du foie, du péritoine; des épanchemens dans l'abdomen; des indurations du poumon; des preuves non équivoques de l'inflammation du cerveau ou des méninges, en même temps qu'une partie des altérations organiques dont on vient de lire l'énumération. (Je n'ai pas dû faire celle des étranglemens internes de l'iléus, de la dégénération cancéreuse des voies gastriques, etc.)

On a attaché une grande importance à la description des lésions de tissu multipliées qui succèdent à la gastro-entérite : chacune d'elles a été l'objet d'une étude spéciale; la découverte d'une forme nouvelle de quelqu'une de ces altérations organiques a été soigneusement consignée dans nos livres ; leur histoire occuperait de gros volumes, et tout n'a pas été dit encore. J'avoue qu'elles me paraissent d'un fort médiocre intérêt : elles n'apprennent rien sur le véritable caractère de la maladie. Aucune induction thérapeutique avantageuse aux malades n'a été jusqu'à ce jour déduite de l'anatomie pathologique des voies gastriques. Ces minutieuses descriptions des plaques et ulcérations intestinales ou de la forme des pustules dont est couverte la membrane muqueuse, que prouvent-elles, quelle est leur utilité ? Peu importe la *forme* de ces lésions organiques; il suffit de savoir qu'elles sont des effets de l'inflammation. Je l'ai dit ailleurs : des altérations de tissu de nature toujours la même, ne sont pas le caractère de chacune des manières d'être si diverses de la gastro-entérite. Ce malade meurt d'une fièvre putride, on ouvre son cadavre : la membrane muqueuse gastro-intestinale a été manifestement enflammée, et j'en vois la preuve matérielle, c'est tout ce que je désirais apprendre. Que la lésion de tissu soit le ramollissement, l'ulcération, des plaques, l'exhalation sanguine, l'épaississement de la membrane ; encore une fois, peu importe. Cette recherche est un objet de pure curiosité, et la séméiotique, de même que la thérapeutique, n'a rien à y gagner. Quelques soins qu'on mette à faire de ces lésions une description complète, jamais on n'y parviendra, les cadavres présenteront à jamais, sous ce rapport; une variété inépuisable : elles comprennent un nombre de nuances prodigieux, incalculables, et jamais on ne les rattachera à des types constamment les mêmes Toute fièvre putride peut créer des lésions organiques dont le modèle exact ne se trouvera nulle part; à quoi bon insister si longuement sur la partie la plus inutile de l'histoire de la maladie ?

Etudiée avec engouement, avec trop de prédilection, l'anatomie pathologique des voies gastriques, nuit bien plus qu'elle ne sert aux progrès de la médecine : ici, comme dans tant d'autres circonstances, tout le mal est dans l'abus. Ces recherches, si on les renferme en des limites légitimes, aident à fixer l'opinion sur le caractère de la maladie : elles sont un complément indispensable de la description clinique des fièvres putrides. J'ai voulu non les proscrire, mais les apprécier à leur juste valeur.

Ces lésions de tissu sont-elles l'effet, la cause ou la complication de la fièvre putride ? Je me livrerai à cet important examen, lorsque la fièvre ataxique aura été décrite.

Il ne sera jamais donné à un médecin, et peut-être aux efforts combinés de plusieurs hommes, d'instituer une doctrine irréprochable dans toutes ses parties. Si ce grand œuvre était accompli, la science médicale serait fixée. On ne peut obtenir la solution d'un grand nombre de problèmes pathologiques, maintenant que les fonctions d'organes fort importans sont encore complètement inconnues ; maintenant sur-tout que tout ce qu'on sait des usages d'un grand appareil nerveux se réduit à des suppositions. Si le trisplanchnique exerce, comme on a tant de raisons de le croire, une grande influence dans l'état de santé, il doit en avoir une non moins grande dans l'état de maladie. Son action, quelle est-elle ? On l'ignore. Prend-il quelque part aux désordres qui caractérisent les fièvres putrides et ataxiques ? L'observation se tait. Donner la physiologie pour alliée intime à la médecine, c'est, l'expérience l'a démontré, exploiter une mine abondante de vérités. Mais son étude est-elle assez avancée pour qu'on puisse reconstruire avec elle, telle qu'elle existe aujourd'hui, tout l'édifice médical ? Tel n'est pas mon sentiment.

L'expérience, beaucoup de lecture, un grand nombre d'années d'étude passées dans les hôpitaux et dans les amphithéâtres, donnent à un médecin du tact et du talent. Il devient savant; mais s'il est philosophe, il s'apercevra, en avançant dans la carrière, qu'il est impossible de résoudre, d'une manière absolue, beaucoup de problèmes pathologiques.

Qu'est-ce que la fièvre ataxique ? est-elle une inflammation cérébrale, une irritation sympathique de cet organe, une phlegmasie gastrique ou une affection essentielle de l'économie animale ? Faut-il ne voir en elle qu'un groupe de symptômes communs à la plupart des phlegmasies ? L'anatomie pathologique qui, pour faire connaître la nature de la fièvre putride, prête la lumière vacillante de son flambeau, est ici d'un bien plus faible secours encore. C'est en vain qu'on l'interroge pour déterminer le caractère de certaines affections de l'encéphale qui, par leurs symptômes, paraissent être des irritations. Ou la plupart des affections idiopathiques du cerveau ne produisent pas des preuves matérielles de leur existence; ou, ce qui pourrait bien être, l'art de lire dans l'encéphale les secrets des maladies, est encore dans son enfance. Ce soupçon a fait découvrir beaucoup d'altérations jusqu'alors méconnues dans la densité, l'état des vaisseaux sanguins, et la couleur des deux substances de cet organe.

Phénomènes caractéristiques de la fièvre ataxique. Ils ont leur siége dans le cerveau et le système nerveux, et annoncent une vive excitation de l'encéphale. Les voici : affaissement, ou ce qui est beaucoup plus ordinaire, énergie plus grande, extrême susceptibilité des sens : yeux hagards, vifs, brillans sans injection de la conjonctive ; trouble de la vue ; sensibilité extraordinaire de la rétine et de l'ouïe. Insomnie, quelquefois somnolence ; inaptitude au travail intellectuel, coma, délire, trouble profond et varié de l'intelligence ; exaltation cérébrale, abattement, indifférence du malade sur son état et sur son avenir ; stupeur, idées tristes et mélancoliques, inquiétudes, anxiété extrême, désespoir ; passage fréquent dans certains cas de la stupeur au délire agité. Réponses brusques, dures, brèves ; violente céphalalgie au début de la maladie ; vive doulenr au front, à l'occiput, dans les membres (ces symptômes ne sont pas constans) ; visage animé, rouge vultueux ; d'autres fois pâle, et de loin à loin à des époques plus ou moins rapprochées, coloré pendant quelques instans. Pleurs, rires, gestes involontaires, agitation musculaire, convulsions partielles tétaniques ou cataleptiques; et lorsque la maladie est avancée et menace d'une terminaison funeste, tremblement partiel ou de tout le corps, soubresaults des tendons, carphologie, paralysie partielle ou générale.

Phénomènes sympathiques. Inappétence, épigastralgie, langue humide, nette, quelquefois rouge et sèche sur ses bords. Ordinairement soif, déglutition difficile, sorte de strangulation, constipation ou diarrhée, et très-souvent vomissemens spontanés de matières très-variables quant à leur couleur, leur odeur, leur consistance.

--- Grande irrégularité dans l'état du pouls, non-seulement dans divers sujets, mais même aux différentes époques de la même maladie. Il est tantôt fréquent et lent, tantôt grand, vif, dur, etc. (il offre assez souvent ce dernier caractère) syncopes, lipothymies.

Troubles divers dans la respiration, libre quelquefois, mais beaucoup plus souvent gênée, entrecoupée; facile dans l'une des périodes de la maladie, pénible dans celle qui suit. Si le poumon est irrité par sympathie ou idiopathiquement, hoquets, toux, douleur pectorale; en un mot, les symptômes d'une phlegmasie thorachique.

Suppression, anomalies diverses des sécrétions; urine ordinairement limpide, crue, sédimenteuse quelquefois, et rendue tantôt avec douleur, tantôt sans effort. Sueurs partielles, chaudes, d'autres fois visqueuses et froides.

Anomalies dans l'état de la chaleur cutanée, qui est au-dessus ou au-dessous de son type naturel, et est ordinairement répartie d'une manière inégale.

Les causes les plus communes et les plus évidentes de la fièvre ataxique agissent directement sur le cerveau ; ce qu'il importe également de faire observer, c'est l'extrême mobilité des phénomènes sympathiques. La physionomie générale de la maladie diffère beaucoup, suivant que l'irritation cérébrale est idiopathique, ou est subordonnée à l'inflammation d'un viscère de l'abdomen ou de l'un des organes thorachiques.

L'irritation sympathique du cerveau, l'ensemble des phénomènes ataxiques, en d'autres termes, le groupe entier des symptômes de ce qu'on nommait fièvre maligne ou ataxique dans le bon temps de l'ontologie, peut se présenter pendant le cours des phlegmasies de tout organe important à la vie. Ainsi, la description clinique de cette affection prétendue essentielle, ne saurait être autre chose que l'énumération des signes de l'irritation cérébrale. Si l'encéphale a reçu directement l'impression stimulante, c'est lui qui associe à ses souffrances les autres organes. Alors la maladie est une encéphalite. Ainsi, que l'irritation cérébrale soit idiopathique, ou soit l'effet sympathique d'une inflammation, soit viscérale, soit parenchymateuse, la fièvre ataxique n'existe pas.

Si la fièvre maligne n'est autre chose qu'une inflammation encéphalique, on trouvera à l'ouverture du crâne souvent, mais non toujours, des preuves évidentes de l'existence de la phlegmasie. (Rougeurs, taches, épaississement, induration de l'arachnoïde qui est quelquefois injectée, épaissie, couverte d'une matière purulente épaisse; congestion sanguine dans les vaisseaux extra et intra cérébraux; accumulation de sérosité dans les ventricules, altérations diverses de la couleur et de la consistance de la pulpe encéphalique, qu'on trouve tantôt rougeâtre, sablée; tantôt jaunâtre et ramollie, etc.) Ces lésions de tissu ne sont pas constantes à beaucoup près. Certaines fièvres ataxiques qui paraissaient bien évidemment avoir eu le cerveau pour siége, n'ont pas cependant imprimé sur cet organe les preuves de leur existence. Ce cas n'est pas rare. Lorsqu'il se présente, on n'est point autorisé à prétendre qu'il n'y a pas eu irritation cérébrale essentielle. La membrane muqueuse gastro-intestinale, est saine dans beaucoup de cas; dans d'autres, plus nombreux, elle présente des traces non équivoques d'inflammation. La question est alors de savoir laquelle de l'irritation cérébrale ou de l'irritation gastrique a été l'affection sympathique, et l'autre le point de départ des accidens et la maladie essentielle. On peut rarement la résoudre sans sacrifier à l'arbitraire.

Si les phénomènes ataxiques ont été le résultat de l'action sympathique sur l'encéphale d'une péripneumonie, d'une pleurésie, d'une péritonite, d'une gastro-entérite ou de toute autre inflammation, tantôt on ne trouve après la mort aucun vestige de l'irritation cérébrale; tantôt des lésions de tissu démontrent l'existence de celle-ci: et dans l'un comme dans l'autre cas, l'autopsie de la poitrine et de l'abdomen fait découvrir la phlegmasie séreuse, muqueuse, ou parenchymateuse qui s'est compliquée d'ataxie.

Ainsi, l'étude de la fièvre ataxique est beaucoup plus vague que celle de la fièvre putride. Celle-ci a pour siége tantôt le cerveau (cas rare, mais très-possible suivant moi), tantôt la membrane muqueuse gastro-intestinale ; celle-là peut être subordonnée à l'inflammation de chacun de nos organes, et par conséquent ne saurait être le sujet d'une description spéciale. S'il est vrai que les traces d'inflammation sur la membrane muqueuse gastro-intestinale peuvent avoir été effacées par la mort, on ne peut conclure de ce que la couleur et la consistance du cerveau paraissent dans leur état naturel, que l'encéphale n'a pas été le siége d'une phlegmasie. Tout ce qui a été dit sous ce rapport des tissus muqueux et séreux, peut lui être appliqué; il n'est pas d'organes plus susceptible que lui de présenter ce phénomène. Naguère on ne savait pas lire sur la surface interne des voies gastriques ; il a fallu qu'un observateur habile nous apprît à connaître les preuves évidentes de la gastro-entérite. Un jour viendra peut-être où l'anatomie pathologique de l'encéphale, aura fait les mêmes progrès ; et, selon toute apparence, ces découvertes exerceront sur la médecine une grande influence au préjudice des gastro-entérites.

Le cerveau ne me paraît pas occuper dans la doctrine physiologique une place proportionnée à l'importance de ses fonctions; le rôle qu'il y joue est trop secondaire; il y est, ce me semble, sacrifié à l'estomac. Celui-ci est beaucoup, sans doute ; ses connexions sympathiques avec les autres viscères sont étroites et nombreuses; irrité vivement, il s'empare des forces de la plupart des tissus et commande à l'économie animale. Mille preuves de l'éminence de son rang dans l'organisme sont fournies par la physiologie et par la pathologie; mais le cerveau n'a pas de titres moins authentiques, sinon à la suprématie, du moins à l'égalité. On ne peut établir d'hiérarchie entre l'encéphale, le poumon, le cœur et l'estomac, tant l'enchaînement de leurs fonctions est grand. Si on consulte l'observation clinique et l'anatomie pathologique pour déterminer le caractère de ces fièvres putrides, qui ne laissent pas dans les voies gastriques des traces évidentes d'inflammation, elles permettent de croire que l'encéphale a été le siége primitif et principal de la maladie. Oui, sans doute, comme l'enseigne la doctrine physiologique, les phlegmasies séreuses et muqueuses, et sur-tout la gastro-entérite, sont une cause très-ordinaire des inflammations cérébrales; mais persuadé qu'il existe une solidarité d'affection réciproque et à peu près égale entre le cerveau et les organes gastriques, je crois que dans un nombre de cas, dont je ne prendrai pas sur moi de fixer la proportion, l'irritation de la membrane muqueuse de l'estomac et des intestins est l'effet sympathique d'une méningite ou d'une encéphalite. On ne nie pas la possibilité du fait dans la doctrine physiologique, mais elle y est réduite suivant moi à un nombre de cas trop peu considérable. L'opinion contraire n'est pas appuyée sur des raisonnemens assez concluans, sur des faits assez nombreux, assez positifs, et l'arbitraire est insupportable dans les sciences comme dans un gouvernement bien ordonné (1). L'examen des observations de fièvres putrides que nos livres et nos journaux contiennent en si grand nombre, prouve que dans beaucoup de cas la maladie a eu le cerveau pour siége. Une encéphalite ou une méningite se montre avec tous ses caractères ; soudain la gastro-entérite apparaît. L'irritation sympathique devient prédominante ; elle étouffe en quelque sorte l'inflammation cérébrale, donne la mort, et se présente dans l'intérieur des viscères avec tous les caractères d'une affection essentielle. Le rapport des commissaires de l'Institut sur la monographie de l'arachnitis par MM. Martinet et Parent du Châtelet, possède deux faits de ce genre, fort curieux. Dans

(1) La doctrine physiologique a repoussé avec avantage les attaques de ses adversaires; elle ne peut maintenant redouter que l'ignorance ou le fanatisme d'une classe très-peu nombreuse, il est vrai, de ses partisans. Ceux-là, qu'une lecture superficielle de *l'Examen* ou des *Annales physiologiques*, a initiés imparfaitement à ses dogmes, la compromettent sans cesse, par la manière dont ils l'interprètent, et sur-tout par les infidélités malheureuses qu'ils lui font, sans le savoir, dans la pratique : ceux-ci, sectaires exclusifs et intolérans, ne sauraient supporter qu'on mette en discussion le moins important des axiômes du maître, et enivrés d'un zèle plus ardent qu'éclairé, affectent un mépris superbe pour les hommes et les écrits qui ont précédé la doctrine physiologique. Quels services peut-elle attendre de certains docteurs imberbes, qui, fiers de pouvoir balbutier les mots d'*ontologie*, d'*irritation* de *localisation* des maladies, et croyant les comprendre, ne savent rien au-delà, prennent leur intelligence pour la mesure de l'esprit humain, et dans une brochure, ou dans un article de journal, d'un ton tranchant, bien digne de leur capacité intellectuelle, apostrophent, réfutent, condamnent Hippocrate, Arétée, Baillou, Sydenham, Sauvages, Bardeu, Barthez ; en un mot, les médecins les plus renommés des temps anciens et modernes. La célébrité de ces hommes fameux, n'est pas une usurpation quoiqu'ils n'aient pas parlé de la gastro-entérite.

l'un d'eux, l'inflammation sympathique de l'estomac que fit naître une phlegmasie aiguë de l'arachnoïde marcha avec une extrême rapidité : peu d'heures lui suffirent pour tuer le sujet. Telle fut et sa violence et la promptitude de son développement, que si l'ordre dans lequel les phénomènes des deux irritations s'étaient succédés, n'avait éclairé les médecins du malade, ils auraient commis une grave erreur sur le siége primitif de l'irritation (1).

Une maladie n'est-elle jamais que l'affection idiopathique d'un seul tissu, d'un seul organe; ne pourrait-elle se composer de l'inflammation simultanée à des degrés différens de deux viscères importans à la vie? Le cerveau et les voies gastriques ne peuvent-ils être irrités en même temps, et la fièvre putride avoir ainsi quelquefois un siége double? Est-il vrai que la phlegmasie de l'un est constamment subordonnée à celle des autres; en d'autres termes, l'unité de siége des maladies est-elle un principe qui ne souffre *jamais* d'exception? Attendons du temps et des lumières des médecins physiologistes, la solution de cette question.

(1) On trouvera d'amples détails sur les gastro-entérites sympathiques, dans un mémoire dont voici le titre : *Déterminer si les affections dont on trouve des traces dans les viscères abdominaux à la suite des fièvres putrides ou ataxiques, sont l'effet, la cause ou la complication de ces fièvres.* (Question proposée par la Société de médecine-pratique de Paris.)

SECONDE PARTIE.

Rapports des lésions organiques de tissu qu'on trouve dans les viscères abdominaux des sujets morts de fièvres ataxiques et putrides, avec les phénomènes de ces maladies.

AUTANT il est aisé de faire l'histoire clinique et anatomique des fièvres putrides et ataxiques, autant il est difficile d'établir les rapports qui existent entre leurs symptômes et les altérations organiques de tissu si fréquentes, si variées, qu'elles laissent dans les viscères abdominaux de leurs victimes. Certaines phlegmasies, des affections du système nerveux qu'on ne doit peut-être pas encore appeler inflammations, donnent la mort en peu d'heures, sans laisser dans aucun tissu des preuves de leur existence; dans d'autres maladies non moins terribles, on ne trouve sur la membrane muqueuse gastro-intestinale, que des taches rougeâtres de caractère assez équivoque. Ainsi, dans certains cas, nulle trace de phlegmasie sur les viscères abdominaux; et dans d'autres, une rougeur superficielle de leur tunique interne, des vestiges d'inflammation qui ne rendent nullement raison en apparence de la violence de la maladie. Comment une phlegmasie peut-elle donner la mort et laisser dans son état naturel le tissu qui en a été le siége? Comment est-il possible de voir dans un changement de couleur peu sensible, partiel et quelquefois de nature problématique d'une membrane muqueuse, l'expression fidèle d'une phlegmasie aiguë qui a triomphé des méthodes thérapeutiques les plus sages ? Un malade meurt de la fièvre putride; on trouve dans les intestins des ulcères, dans le foie un engorgement, dans le poumon des effets non équivoques d'une congestion inflammatoire : comment bien faire la part de l'affection primitive et celle des affections secondaires ?

Les secrets de la vie échapperont long-temps encore, toujours peut-être à notre investigation, et toujours cependant le besoin de la vérité, nous contraindra à chercher leur explication. De combien de solutions différentes est susceptible la question qui est l'objet de ce mémoire, suivant les différentes doctrines médicales de l'époque actuelle ? Travers bizarre de l'esprit humain ! La vérité en médecine comme en philosophie, en matière de politique ou de religion, est l'esclave des localités. Un fleuve, une chaîne de montagnes, une barrière de douaniers paraît changer complètement les idées des médecins sur des faits exactement les mêmes. Doués des mêmes organes, animés de la même pensée et également fidèles au respect des grandes renommées de l'antiquité, ils professent cependant des croyances médicales opposées les unes aux autres. Interrogez sur la nature des fièvres putrides et ataxiques, les écoles de Londres, d'Edimbourg, de Paris, de Vienne, de Bologne, de St-Pétersbourg, autant d'écoles, autant de réponses différentes. Combien peu de principes leur sont communs, que de systèmes exclusifs, et sur-tout quelle intolérance ! Quinze mille malades meurent à Barcelone de la fièvre jaune; des yeux habiles observent cette maladie;

beaucoup d'ouvertures de cadavres sont faites avec un soin extrême, et la question de la contagion ou de la non-contagion de cette phlegmasie, partageant les médecins courageux que l'honneur et l'amour de leur art a conduits ou retenus dans un air empoisonné, devient par la divergence d'opinions des juges compétens, un peu plus problématique qu'elle n'avait été jusqu'à cette époque désastreuse.

Des faits irrécusables et en nombre imposant, ont démontré que l'inflammation aiguë d'un viscère, suivie de mort, peut ne produire aucune lésion organique de tissu, et laisser la partie qui en a été le siége dans son état naturel. Faut-il pour que la mort ait lieu, que l'inflammation ait détruit entièrement un organe important à la conservation de la vie? exige-t-elle l'anéantissement physique de celui-ci? Non, sans doute. Le danger d'une fièvre putride et d'une inflammation quelconque, n'est pas subordonné exclusivement aux dimensions d'une ulcération ou d'une congestion sanguine sur une membrane muqueuse. Les relations sympathiques de l'organe affecté, voilà ce qui détermine, avec le concours de circonstances secondaires, le degré de gravité de la maladie. La susceptibilité naturelle ou acquise des sujets, leur tempérament, leur idiosyncrasie, exercent une grande influence sur les résultats possibles des fièvres putrides et ataxiques. Il faut joindre à ces considérations, celles qui sont relatives à l'état de la température. L'air dans certaines conditions devient un poison dont l'absorption par les voies pulmonaire cutanée et gastrique, enfante des fièvres putrides contagieuses. Les variétés du caractère et de la violence des symptômes des irritations devaient être extrêmement nombreuses, et leurs nuances infinies. Chez certains sujets, naturellement fort irritables ou rendus tels par la maladie ou des excès, le trouble nerveux général, qui est la suite de l'affection d'un organe, est si violent, qu'il donne la mort avant que l'inflammation ait eu le temps de se former et de produire une lésion organique de tissu. Voilà pourquoi on ne trouve pas toujours des traces de phelgmasie dans les viscères abdominaux et ailleurs, à la suite des fièvres adynamiques et ataxiques : le cerveau a été dans ces cas funestes essentiellement affecté.

De ce que la membrane muqueuse gastro-intestinale est dans son état naturel, on ne peut donc pas conclure qu'elle n'a point été enflammée. Non, sans doute ; des faits irrécusables, et des raisonnemens plausibles le défendent. Mais, diront certains adversaires de la doctrine physiologique, ce n'est point une raison pour affirmer qu'elle l'a été. L'anatomie pathologique ne saurait, dans ce cas rare, désigner le siége de la maladie; il faut, pour le découvrir, avoir recours à un autre ordre de preuves : l'examen des symptômes et des causes de la maladie, celui de la théorie des lésions organiques de tissu, que le scalpel découvre dans les viscères des cadavres, et enfin des résultats du traitement par les toniques et par les sédatifs directs.

I. Analysons les *symptômes* des fièvres putrides et ataxiques. Dans la première de ces maladies, les voies digestives et le cerveau sont manifestement irrités. Le malaise, l'expression d'abattement et de tristesse de la physionomie, la faiblesse des muscles , la fréquence du pouls , la céphalalgie, l'affaissement des facultés intellectuelles sensoriales et affectives; enfin l'altération de la chaleur et des sécrétions, ne sont pas des signes irrécusables de l'existence d'une phelgmasie aiguë. Mais d'autres symptômes la caractérisent. Si l'encéphale est le siége spécial de la maladie, des causes stimulantes ont agi sur lui ; les phénomènes de son irritation ont eu l'initiative, et se sont toujours montrés en première ligne. Si le siége de la fièvre putride est l'estomac et les intestins (cas infiniment plus ordinaire que le précédent), il existe un grand désordre dans les voies gastriques. L'inflammation de la membrane muqueuse gastro-intestinale dessèche la langue, dilate ses papilles , et colore d'un rouge vif ses bords et sa pointe. Elle contraint l'estomac à se délivrer, par le vomissement des sucs irritans qu'il contient , des boissons stimulantes, et quelquefois, quand l'irritation est extrême, des liquides émolliens que le médecin avait prescrits. De fréquentes déjections de matières fétides et noirâtres, ou une diarrhée abondante et continuelle, décèlent la propagation de la phlegmasie de l'estomac au gros intestin. Tous les phénomènes sympathiques; la chaleur âcre de l'épigastre et des autres régions de la peau, l'irritation des muqueuses, le caractère de la toux qu'on a fort bien nommée *toux gastrique*, les anomalies des sécrétions, la douleur abdominale, et sur-tout la pseudo-adynamie ; ne voilà-t-il pas des preuves évidentes de l'existence d'une inflammation de la membrane muqueuse gastro-intestinale.

Mais si la fièvre putride est une gastro-entérite, comment se fait-il que l'abdomen d'un nombre assez considérable de malades, ne soit nullement douloureux? comment expliquer le frisson, la chaleur, la fièvre, en un mot?

On a long-temps considéré la douleur comme le signe le moins équivoque de l'existence des phlegmasies abdominales : de là beaucoup d'erreurs sur la gastrite, une mauvaise théorie de l'iléus, et l'impossibilité de distinguer dans beaucoup de cas la gastro-entérite de l'inflammation du péritoine. La rectification de ce point de doctrine appartient exclusivement à M. Broussais. Cet habile médecin a enseigné que de tous les phénomènes des gastro-entérites les plus aiguës, la douleur abdominale était peut-être le moins constant, et celui qui disparaissait le premier pendant les progrès de la maladie. Telle affection de ce genre qui conduit rapidement le malade à la mort, ne se décèle que par son action sympathique sur le cerveau : la peau, le cœur, le système musculaire. Interrogez les parties irritées : elles sont muettes. D'autres fois l'irritation gastrique est légère et la douleur abdominale excessive. La tunique muqueuse de l'intestin-grêle a spécialement le privilége de supporter l'inflammation la plus vive, en conservant une insensibilité presque complète. Si une douleur violente accompagne l'iléus ou l'entérite, l'irritation de la membrane séreuse s'est réunie à celle des voies gastriques. On a trouvé des invaginations nombreuses et des portions considérables d'intestin sphacelées sur les cadavres de malheureux, qui cependant ne s'étaient pas plaints de souffrances vives dans l'abdomen. Tel de ces malades n'en avait éprouvé aucune. La membrane muqueuse de l'estomac et du duodénum n'a pas cette impassibilité.

Qu'est-ce que l'état fébrile dans la fièvre putride? l'irritation locale affecte le cœur par sympathie, et les contractions de cet organe sont accélérées. Comment expliquer le frisson? l'action organique de la peau est concentrée à l'intérieur par l'irritation soudaine et vive d'une membrane ou d'un viscère; et le tissu qui éprouve l'impression stimulante, reçoit tout-à-coup le sang dont étaient remplis les capillaires sanguins extérieurs. Cette brusque révolution ne saurait avoir lieu sans désordre dans l'organisme. Pendant que la peau se décolore et devient le siége d'une sensation pénible, des contractions convulsives agitent les muscles; la poitrine se dilate avec peine, comme si une forte compression exercée sur ses parois, s'opposait aux mouvemens d'inspiration et d'expiration: un grand malaise à l'épigastre fatigue le malade; la vie du viscère irrité est considérablement augmentée, et la congestion sanguine intérieure, est souvent suivie d'engorgement, de rupture et d'inflammation des capillaires sanguins. Telle est la théorie la plus vraisemblable du froid et du frisson fébrile. Cependant l'irritation interne perd en partie sa violence; le calme renaît dans l'économie animale; moins de sang afflue dans le viscère malade: bientôt une révolution, en sens inverse de la première, fait de la peau le siége de la concentration vitale et sanguine. Ce tissu est vivement stimulé, et son action organique portée à un haut degré d'énergie. Au frisson succède la sensation de chaleur, et à la décoloration du système cutané, son injection sanguine, et l'exhalation d'une sueur abondante.

Ce sont aussi des signes évidens de phlegmasie que les symptômes des prétendues fièvres ataxiques; ils portent au plus haut degré le caractère inflammatoire, et ne sont jamais que l'expression plus ou moins animée, mais toujours fidèle, d'une irritation sympathique ou essentielle de l'encéphale. On ne peut établir de différences entre les phénomènes de la fièvre maligne des ontologistes, et ceux d'une inflammation du cerveau ou des méninges. Si l'ataxie est une complication, aux signes de l'affection du centre du système nerveux, se réunissent ceux de la phlegmasie du tissu membraneux, ou de l'organe quelconque qui a été le siége primitif de la maladie et le point de départ des désordres sympathiques. Je laisse à mes lecteurs le soin de faire le parallèle d'une encéphalite ou de la méningite avec ce qu'on nommait la fièvre ataxique; qu'ils les comparent, ils trouveront l'identité la plus exacte entre ces maladies. Même siége, mêmes symptômes, même nature. De longs commentaires sur ce point de doctrine sont superflus; il a été tellement approfondi, et la vérité rendue si évidente, que la discussion critique de cette question, fait déjà partie de l'immense domaine des *lieux communs*.

II. L'énumération et l'appréciation des phénomènes qui caractérisent les fièvres putrides et ataxiques, apprend qu'elles sont des inflammations locales; une induction semblable est tirée du mode d'action des *causes* de ces maladies. Ici encore l'évidence m'avertit d'être bref. On a cru long-temps à l'exis tence de causes morbides générales, investies de la faculté de produire des fièvres essentielles.

La chaleur atmosphérique, de même qu'une mauvaise alimentation, enfantent un grand nombre de maladies; mais agissent-elles en même temps sur tous les tissus ? Telle a été l'opinion à peu près générale jusqu'à l'avènement de la doctrine physiologique. Une observation attentive des faits a montré l'erreur. Quelles sont les parties sur lesquelles la chaleur atmosphérique exerce spécialement son action stimulante ? les organes pulmonaires, la peau, la membrane muqueuse gastrique. Jamais elle ne trouble toutes les fonctions; toujours elle sévit d'une manière particulière sur le point le plus irritable de l'organisme, quel qu'il soit. Et de quels effets est suivie une alimentation insuffisante ou vicieuse ? Le sang incomplètement élaboré ou forcé de se charger de germes d'irritation, n'est plus ce fluide nutritif, ce véhicule stimulant, que toutes les molécules vivantes attendent pour réparer leurs pertes et conserver leur degré normal d'action organique. Un liquide altéré circule dans les vaisseaux; s'il rencontre dans l'organisme (ce qui a lieu ordinairement) un viscère plus irritable que les autres, là naît une phlegmasie, là survient une maladie locale. L'air des prisons et des hôpitaux n'agit pas différemment. Dans ce cas, comme dans les précédens, un organe reçoit toujours, d'une manière spéciale, l'impression stimulante : c'est constamment une maladie locale qui succède à l'absorption des miasmes empoisonnés.

Les causes des fièvres putrides et ataxiques sont

irritantes, tel est leur caractère. Beaucoup agissent sur le cerveau, beaucoup sur les voies gastriques. Elles augmentent jusqu'à un degré incompatible avec la conservation de la santé, l'action organique des tissus soumis à leur influence. Qu'on lise l'article consacré à ces causes, dans les dernières éditions de la *Nosographie philosophique*, on ne pourra méconnaître leur nature. Il n'en est aucune qui ne soit un agent d'irritation. La pseudo-adynamie, le plus apparent des phénomènes de la fièvre putride, a trompé les historiens de cette phlegmasie. La plupart des organes se montraient frappés d'une faiblesse profonde, et la cause de la fièvre parut être de nature débilitante. Une méprise sur le siége et sur le caractère de la malapie, en entraînait une autre sur son éthiologie. Mais lorsqu'au milieu de cette prostration du plus grand nombre des appareils animaux, l'œil d'un homme de génie découvrit l'irritation d'un viscère; dès qu'il fut bien démontré que cette faiblesse excessive était, non la mesure réelle des forces, mais le résultat de l'usurpation de celles des principaux organes par le tissu sur-excité, on cessa de voir des causes débilitantes dans des agens d'irritation.

Les lésions organiques de tissu que l'on trouve dans les cadavres des individus morts de fièvres ataxiques ou putrides, sont-elles l'effet de ces maladies? Ne craignons pas de discuter la grande question de l'existence des fièvres essentielles. Rapporteur impartial de ce grand procès, je réunirai en un faisceau les argumens des partisans des deux doctrines rivales, et la bonne foi de mes lecteurs sera chargée du jugement.

Ceux qui croient aux fièvres ont assez de critique pour ne point compter au nombre des preuves de l'existence de ces maladies comme affections essentielles, et l'antiquité de cette opinion et la multitude des hommes célèbres dont elle a été la croyance. Cet hommage rendu à l'esprit qui dirige maintenant la médecine est d'un favorable augure. La philosophie s'est enfin alliée aux sciences et les a délivrées de préjugés dangereux, parmi lesquels le respect servile pour l'autorité des temps et des noms mérite une mention spéciale. Nous ne croyons plus uniquement, parce que nos pères ont cru, et il n'est aujourd'hui de vérités que celles qui ont été qualifiées telles par l'esprit d'examen.

Des médecins recommandables, ontologistes purs, admettent les fièvres essentielles sans modifications, comme on les concevait avant Bichat, comme elles sont décrites dans Selle et les pyrétologistes antérieurs au dix-neuvième siècle. Ils voient toujours dans ces affections, un état de souffrance général de l'organisme. D'autres sont ontologistes mixtes, et font quelques concessions à la doctrine physiologique. Les fièvres sont bien encore pour eux une maladie générale, mais ils en rallient chaque ordre à l'affection spéciale d'un système d'organes, sans faire toutefois une phlegmasie de celle-ci. C'est dans cette classe que se sont placés MM. Pinel et Barbier, *depuis la publication des deux examens*: ils étaient ontologistes purs, avant cette mémorable époque. Mais écoutons les défenseurs des fièvres.

Les fièvres essentielles sont des affections générales, une modification de la vie. Etudiez leurs symptômes : elles attaquent plusieurs systèmes dès leur début, et envahissent successivement tous les appareils organiques. Ainsi, un de leurs caractères, c'est d'avoir un siége constamment multiple. Dans quelques-unes de ces maladies, l'encéphale ou les intestins paraissent souffrans, et cependant, rien de commun entre l'affection de ces organes et l'encéphalite ou la gastrite. En effet, le mouvement fébrile survit quelque temps à l'irritation qui semblait l'avoir provoqué ; de même qu'elles ont des symptômes généraux, les fièvres essentielles sont ordinairement l'effet de causes générales.

Mais beaucoup de cadavres ont été ouverts, et sur un certain nombre d'entre eux, la membrane muqueuse gastro-intestinale a montré des rougeurs, des indurations, des ulcères. De là cette doctrine exclusive qui proscrit les fièvres essentielles, et subordonne dans tous les cas l'état fébrile, à l'irritation locale.

Des objections fondées détruisent cette théorie ; on n'a trouvé sur la membrane muqueuse gastro-intestinale de quelques individus morts de fièvres ataxiques ou putrides, aucune trace d'inflammation, tout était dans l'ordre naturel. D'autres cadavres ne montraient dans le même organe que des rougeurs de nature fort équivoque ou plutôt nullement inflammatoire, comme nous le démontrerons bientôt ; enfin, un petit nombre seulement a présenté dans les voies gastriques des plaques et des ulcérations auxquelles on ne pouvait méconnaître une inflammation locale. Mais cette phlegmasie avait été l'effet et non la cause de la fièvre.

Voilà des faits. Comment croire à l'existence de phlegmasies qui donnent la mort sans laisser de vestiges? les traces d'une inflammation aiguë et mortelle ne sauraient disparaître.

Qu'on ne s'y méprenne point : les rougeurs et les taches qu'on trouve dans un grand nombre de circonstances sur la membrane muqueuse gastro-intestinale, ne sont nullement des preuves qu'une inflammation a existé là. Nous ne voyons en elles que des effets de la stase mécanique du sang, des phénomènes purement cadavériques. On les a observées sur les voies gastriques de maçons tombés d'un toit, de criminels condamnés à la peine capitale après leur exécution, de chiens qu'on avait soumis à des expériences physiologiques. Ces individus, ces animaux avaient donc des gastro-entérites au moment de leur mort soudaine?

Supposons, contre l'évidence, que ces taches et ces rougeurs soient des preuves positives de l'existence d'une inflammation locale antécédente, leur subordonner tous les symptômes, faire d'une irritation légère des voies gastriques, le point de départ des phénomènes pathologiques, ou plutôt la maladie toute entière, c'est émettre une opinion qui répugne au bon sens. Quelle proportion peut-on établir entre une phlegmasie superficielle, circonscrite d'une membrane muqueuse, avec la gravité des symptômes d'une fièvre qui a été mortelle? Tel individu dont tous les organes ont été trouvés pendant l'autopsie cadavérique ce qu'ils sont dans l'état naturel, a succombé en peu de jours victime d'une pyrexie extrêmement violente; tel autre est mort après avoir présenté les symptômes d'une faible irritation abdominale. Cependant le scalpel de l'observateur met à découvert d'énormes ulcérations de l'estomac et des intestins. Les symptômes des fièvres ne sont donc pas l'expression des souffrances d'une partie de la membrane muqueuse gastro-intestinale.

Comment se produisent les ulcérations et les plaques dans les intestins, pendant le cours des fièvres essentielles? leur théorie est facile à saisir. La fièvre altère les humeurs; celles-ci, devenues âcres et irritantes, produisent des inflammations locales qui se terminent par des ulcères. Remarquez que ces ulcérations sont situées ordinairement à la partie la plus déclive des intestins; c'est précisément le lieu où les matières irritantes sont contraintes de séjourner. On peut comparer ces solutions de continuité, aux escarres qui se forment sur les grands trochanters des malades que la fièvre adynamique retient depuis long-temps dans la même position; l'analogie du mode de formation de ces ulcérations intérieures et extérieures est parfaite. Les premières ne surviennent qu'à une époque assez avancée de la maladie, vers son dixième ou onzième jour. On ne les trouve que sur un petit nombre de cadavres; beaucoup de fièvres essentielles peuvent donc exister sans elles: elles ne sont donc pas un caractère de la maladie, elles n'ont donc pas avec les symptômes de rapports nécessaires, puisqu'elles peuvent en être indépendantes. On a trouvé chez divers sujets, les ulcères de l'intestin cicatrisés; et cependant les phénomènes adynamiques ou ataxiques avaient persisté jusqu'au dernier moment.

Toutes les fièvres adynamiques sont dans le nouveau système, des inflammations abdominales ; cependant dans un grand nombre de ces gastro-entérites prétendues, il n'y a pas de douleur de ventre, même lorsque l'épigastre est comprimé. L'estomac et les intestins ne sauraient être enflammés, et la douleur abdominale ne point exister.

Analysez les causes et les symptômes des fièvres essentielles, vous ne pourrez méconnaître qu'elles sont des affections générales de l'organisme. Examinez sans prévention les voies gastriques des malades qui ont succombé ; tantôt vous n'y trouverez aucun vestige d'inflammation ; tantôt vous n'y remarquerez qu'une lividité générale, ou une rougeur superficielle, de nature équivoque, à laquelle vous ne pourrez subordonner les symptômes extrêmement graves de la maladie. Si un petit nombre de cadavres vous présentent des ulcères, il vous sera facile d'expliquer cette lésion de tissu, par la modification que les humeurs ont reçue de l'état fébrile. Une dernière preuve doit corroborer toutes les autres, c'est le résultat du traitement. Or, les toniques ont joui toujours sans réclamation du droit de guérir les fièvres essentielles : le remède par excellence de ces affections morbides, c'est le quinquina. N'est-il pas absurde de métamorphoser en gastro-entérites des maladies que l'on fait cesser, en mettant les stimulans les plus énergiques en contact avec la surface enflammée ?

Il est un écueil que n'a pu éviter le nouveau système. Les fièvres intermittentes, rebelles aux arguties de ses partisans, menacent d'une ruine inévitable, une secte orgueilleuse qui s'appelle exclusivement *physiologique*, comme si les doctrines rivales ne s'étaient pas appuyées avant elle et comme elle sur l'interprétation des lois dont l'organisme reconnaît l'empire! Que les fièvres ataxiques ou putrides soient quelquefois, souvent même, des inflammations viscérales; que dans un grand nombre de circonstances, l'état fébrile soit subordonné à l'irritation des voies gastriques; qu'il y ait, sous ce rapport, d'utiles améliorations à faire dans l'histoire des fièvres essentielles, voilà des points de doctrine qu'un bon esprit ne saurait aujourd'hui mettre en discussion. Mais que faire des fièvres intermittentes? Impossible de les transformer en gastro-entérites. Elles ne peuvent être des phlegmasies locales, ces fièvres qui frappent les habitans des pays marécageux, disparaissent, renaissent avec tous leurs symptômes à des époques régulières, et cèdent enfin à l'action éminemment stimulante de médicamens, ennemis par leur nature de l'organe qu'on suppose irrité. L'inflammation ne saurait se développer avec tous ses caractères sur les voies gastriques, s'évanouir à une heure déterminée, se reconstituer de nouveau quelques heures après, et conserver cette inconcevable mobilité pendant plusieurs semaines. Ces mots *phlegmasie intermittente*, se repoussent l'un l'autre; ils sont contradictoires. On s'efforce en vain de le nier; la persistance des symptômes dans les inflammations, et leur disparition complète, pendant l'apyrexie des fièvres intermittentes, voilà entre ces maladies une barrière d'airain inébranlable. Et les symptômes, et les lésions organiques de tissu consécutives présentent une diversité notable. Si, dans ces affections, le même organe souffrait, on n'aurait pas les unes et les autres; elles seraient toutes ou continues ou intermittentes : car, comment une cause identique produirait-elle des effets différens? Remarquez que le mode d'action des causes de la fièvre intermittente, n'est pas connu : est-elle intermittente? on n'en sait rien; ces causes ne paraissent pas sévir sur telle partie, plutôt que sur telle autre. Mais la période des accès, disent les fauteurs de la nouvelle hérésie médicale, est caractérisée par des symptômes évidens d'irritation gastrique. Qui nie leur existence? Ils sont l'*effet* d'un spasme qui refoule le sang vers les viscères, et toujours des phénomènes secondaires. La congestion sanguine qui a lieu, est passive; elle n'est point inflammatoire, car il n'y a pas rupture et obstruction, mais seulement distension des capillaires sanguins. Dès que ce mouvement spasmodique a cessé d'exister, les vaisseaux se dégorgent, et tout rentre dans l'état naturel. Si les fièvres intermittentes étaient des phlegmasies, la méthode la plus certaine pour les guérir, devrait être l'emploi des antiphlogistiques pendant l'accès; et c'est un tonique héroïque, c'est le quinquina qui, *donné pendant l'intermittence*, anéantit la prétendue irritation!

Les défenseurs des fièvres essentielles ont été entendus. Je n'ai dissimulé aucun de leurs argumens. J'ai cherché à faire valoir ceux-ci, en les présentant dans un ordre qui leur donnât une force nouvelle. C'est avec autant d'impartialité et la même méthode, que la cause de la doctrine physiologique sera plaidée.

Nous pourrions, disent ses partisans, présenter comme une preuve irrécusable de la vérité de notre doctrine, son succès toujours croissant, et les concessions immenses que lui ont faites les principaux de ses ennemis déclarés. Le chef des ontologistes, M. Pinel, s'efforce de prouver qu'il a rattaché chaque ordre de fièvres essentielles à l'irritation spéciale d'un organe. Quelques-uns de ses disciples lui font honneur de l'idée-mère de notre théorie des affections fébriles. Enfin, des maladies considérées, avant M. Broussais, comme des lésions générales, ne paraissent telles aujourd'hui, qu'à un nombre imperceptible de praticiens vulgaires, étroitement attachés à leurs idées surannées par la routine, la vieillesse ou l'habitude de l'irréflexion, et qui ont pour caractères anatomico-physiologiques une vue trouble et des os du crâne d'une épaisseur prodigieuse. Ainsi, sous ce rapport, notre cause est entièrement gagnée; aucun transfuge n'a passé de notre camp dans celui de nos adversaires, et le nôtre fait à chaque instant de nouvelles conquêtes. Le drapeau des ontologistes, qui naguère ralliait à lui les médecins de toutes les facultés, déchu maintenant de ses honneurs, n'a pour défenseurs qu'un petit nombre de soldats découragés par leurs défaites. Nos adversaires nous ont sacrifié successivement la majorité des fièvres essentielles; celui-là la bilieuse, celui-ci l'adynamique, cet autre l'ataxique et la muqueuse: il n'est plus question que de savoir si les fièvres adynamiques ne peuvent pas être *quelquefois* une maladie essentielle, et si les fièvres intermittentes sont ou non des inflammations. Mais nous ne présenterons pas notre victoire comme un signe infaillible de la bonté de notre cause, nous ne demandons pas à être jugés par le résultat de la lutte ; et forts des sophismes et des erreurs de nos adversaires, non moins que de l'évidence de nos preuves, nous attaquerons corps à corps, s'il est permis de s'exprimer ainsi, chacun de leurs nombreux argumens.

Annoncer que les fièvres essentielles sont une modification de la vie, ce n'est pas donner une idée claire de leur nature. Qu'est-ce que la vie ? on l'ignore. Faire des affections fébriles l'une de ces manières d'être, c'est émettre une assertion vague, une proposition dont le sens précis ne saurait être déterminé. Si ces maladies sont générales dans le sens littéral du mot, pourquoi ne laissent-elles de traces que dans les viscères abdominaux ? et si on les investit de la faculté de produire l'inflammation dont ces lésions organiques de tissu sont l'effet, d'où vient que la péritonite, la pleurésie, la péripneumonie ne leur sont pas aussi attribuées? Elles intéressent, dit-on, plusieurs systèmes d'organes, et particulièrement les appareils circulatoire, inspiratoire, cérébral, digestif et dermoïde : dès leur début, tous les instrumens de la vie sont atteints, leur siége est multiple ; mais elles affectent l'un des appareils organiques plus spécialement que les autres. Ces remarques n'ont rien de spécial pour les fièvres, et sont parfaitement applicables aux phlegmasies. L'inflammation aiguë d'un viscère qui a subsisté pendant un certain temps, irrite aussi plusieurs organes simultanément ou successivement ; toute l'économie animale est ébranlée par la souffrance d'un seul tissu, et certains appareils le sont davantage que les autres. Il n'est pas de gastro-entérite qui ne présente dans son cours des signes très-évidens d'irritation du cerveau, du poumon ou d'une membrane séreuse; et ce phénomène est commun à la méningite, à la péritonite, en un mot, à toute phlegmasie aiguë et douloureuse. Le mouvement fébrile cesse avec l'irritation locale dont il est l'effet sympathique; mais celle-ci survit à la pyrexie; il n'y a plus de frissons, de chaleur, d'accélération du pouls. Cependant la phlegmasie existe encore, il est vrai, à un trop faible degré, pour exciter et nourrir les grands désordres sympathiques dont le mot *fièvre* exprime l'ensemble. On ne peut indiquer de différences positives entre l'encéphalite, la gastrite, la méningite, et l'affection spéciale du cerveau, de la membrane muqueuse gastro-intestinale, de l'arachnoïde dont les partisans des fièvres essentielles font l'un des caractères de ces maladies. Il y a identité; l'observation clinique et l'autopsie cadavérique ne permettent pas de douter de ce fait. Ainsi, les fièvres essentielles ne doivent plus former une classe distincte dans nos tableaux nosographiques; et celles de ces affections dans lesquelles les intestins, l'encéphale ou le poumon se montrent lésés, sont bien, malgré les subtilités de l'ontologie, des gastro-entérites, tantôt simples, tantôt compliquées sympathiquement d'encéphalite ou de péripneumonie.

La mort n'est pas le résultat du désordre local de la lésion de tissu causée par l'irritation. Calculer la gravité d'une inflammation, d'après les dimensions de l'altération organique qu'elle a laissée, c'est méconnaître les premiers élémens de la physiologie. Une maladie n'est dangereuse que par la nature, le nombre, l'intensité des troubles sympathiques provoqués par la phlegmasie locale. Celle-ci peut être fort circonscrite, et son influence sur les principaux organes de l'économie animale se montrer avec une énergie effrayante. Cet homme est mort de fièvre putride, son corps est ouvert; on trouve sur la membrane muqueuse gastro-intestinale des plaques et des rougeurs; assurément l'issue funeste de la maladie ne saurait être attribuée à ces lésions de tissu. L'irritation locale a violemment agi sur le cerveau, sur le poumon, sur le cœur, et ces désordres sympathiques ont éteint la vie. Souvent ces troubles ont donné la mort avant que l'irritation locale ait eu le temps de se développer entièrement dans le tissu affecté, et surtout de produire des lésions organiques. Tel malade succombe dès le début de la phlegmasie, dans un moment où la violente irritation sympathique des principaux agens de la vie permet difficilement de découvrir le point de départ des phénomènes morbides : tel autre qui a pu résister à ce terrible orage, périt au déclin de l'inflammation, et présente à l'autopsie cadavérique d'énormes ulcérations intestinales et de vastes désorganisations. La mort survient à des époques indéterminées entre ces deux points extrêmes, suivant le degré de la susceptibilité individuelle et de la prédominance d'action du système nerveux. Beaucoup de gastro-entérites et sur-tout d'inflammations séreuses, de pleurésies et de péritonites ont frappé de mort des sujets dans le corps desquels on n'a trouvé à l'autopsie aucune trace de l'existence de ces phlegmasies.

Les rougeurs et les taches rouges qu'on remarque dans certains sujets morts de fièvres essentielles, sont des effets de l'inflammation, un acte essentiellement vital, et non le résultat de la *stase mécanique du sang*. Quels caractères distinguent ces deux sortes de rougeurs ? On ne l'a pas dit, et toute la question était là. Si elles sont, comme on l'assure, produites par l'action physique de la pesanteur, elles doivent se montrer exclusivement sur les parties les plus déclives du corps, sur le péritoine, sur les muscles, sur le tissu cellulaire, et non comme elles le font en divers lieux des intestins, sur le colon que des liens naturels rendent peu mobile, et spécialement sur un seul tissu, la membrane muqueuse gastro-intestinale. A quelles erreurs conduit la prévention et l'irréflexion ! Quelle analogie existe entre ces rougeurs et les engorgemens cadavériques du poumon auxquels on les a comparées ? Le rôle que le poumon remplit pendant les derniers instans de la vie, n'explique-t-il pas les congestions dont il devient le siége ; l'estomac et les intestins sont-ils comme lui l'un des agens principaux de la circulation ? Mais on a vu ces taches rouges dans les voies gastriques d'hommes ou d'animaux qui venaient de périr de mort violente ? Pourquoi les uns et les autres n'auraient-ils pas eu une gastro-entérite au moment où ils ont perdu la vie ? Plusieurs causes très-actives peuvent la donner à un homme qui a été condamné à la peine capitale : sa situation morale est terrible ; il est bouleversé par la plus violente des émotions. Enfin, les condamnés s'abandonnent souvent à une intempérance excessive pendant les derniers instans de leur existence. Nous n'emploierons pas la méthode commode de nier la vérité des faits qu'on nous oppose : quoiqu'ils n'aient pas des caractères suffisans d'authenticité, admettons-les comme irrécusables. Est-il difficile à un médecin physiologiste de les expliquer ?

Souvent, très-souvent la trace d'une inflammation parfaitement caractérisée a été cherchée en vain dans les entrailles des cadavres ; d'habiles médecins ont constaté ce fait. On a des exemples fréquens de pleurésies, de péritonite et de gastro-entérite devenues mortelles, avant que la phlegmasie locale ait eu le temps de se constituer avec tous ses caractères. Les parties affectées étaient gorgées d'une grande quantité de sang ; mais qui l'y retenait ? l'irritation. Elle a cessé d'exister ; aussitôt le sang a rentré des capillaires dans les gros vaisseaux, et le viscère malade s'est montre à l'autopsie cadavérique dans son état naturel. Tout est étroitement lié, tout s'enchaîne dans la doctrine physiologique.

Il fallait absolument expliquer les lésions de tissu produites par l'inflammation, qui existent dans les voies gastriques des victimes des fièvres essentielles, et les ontologistes ont dit, en désespoir de cause : Elles sont l'effet de l'action des humeurs gastriques, transformées par la fièvre en liquides âcres et irritans. Que d'erreurs dans ce peu de mots ! Oui, sans doute, lorsque la membrane muqueuse gastro-intestinale est irritée, les sucs gastriques et la bile abondent ; mais qui ne sait que l'activité plus grande de la sécrétion d'un liquide est le résultat commun de toute irritation physiologique ou pathologique. Le temps n'est plus où l'on croyait aux âcres et aux vices des humeurs ; la fièvre ne saurait changer directement la composition de nos liquides : lorsque les produits des sécrétions sont modifiés, leur altération est constamment consécutive à une affection des organes sécréteurs. Point d'anomalie des humeurs qui ne soit précédée d'une maladie préalable des solides. Les ulcérations n'occupent pas toujours à beaucoup près les parties les plus déclives de la surface interne des organes digestifs; si elles étaient le résultat du contact avec la muqueuse des matières fécales devenues corrosives, tout le tube digestif devrait en être affecté. Est-il un seul de ses points qui ne soit humecté par les humeurs gastriques pendant le cours d'une fièvre putride, tant est grande la mobilité de l'intestin ? Mais que cette éthiologie des ulcères est vicieuse ! Plus la diarrhée est aiguë, plus les matières fécales sont irritantes : eh bien, c'est précisément alors que leur séjour dans les voies gastriques est le moins long. On voit souvent cette diarrhée précéder les ulcérations. Elles sont produites par une phlegmasie, il est évident qu'elles ne sauraient naître en quelques instans ; aussi ne les voit-on qu'à une époque assez avancée de la maladie. Que de différences les distinguent des escarres dont se couvrent les grands trochanters des individus qu'une longue maladie a retenus au lit dans la même position ? comment s'est-il trouvé des esprits assez faux pour trouver quelque analogie entre ces lésions de tissu ? Une portion des parties molles est habituellement comprimée, la circulation capillaire cesse de s'y faire ; elle s'enflamme, se ramollit, devient le siége d'une escarre gangreneuse ou d'un ulcère. Quoi de semblable se passe dans les intestins des malades qu'affecte la fièvre putride ! Cette maladie peut exister sans ulcérations intestinales; donc celles-ci en sont indépendantes, et ne prouvent pas que l'inflammation locale a été la cause unique de l'état fébrile. Quelle conséquence, quelle logique ! Un médecin physiologiste a-t-il jamais fait des ulcérations intestinales, le caractère spécial, exclusif de la gastro-entérite ? Ces lésions de tissu ne prouvent ni plus ni moins que les rougeurs et l'épaississement de la membrane muqueuse : elles sont l'un des effets très-nombreux, très-variés de l'irritation locale, et rien autre chose.

Si la fièvre, arbitrairement métamorphosée en entité, produit et les plaques et les ulcères dont les intestins sont le siége, comment le fait-elle ? auquel de ses symptômes faut-il attribuer les lésions organiques de tissu qui existent dans les viscères abdominaux ? Est-ce à la fuliginosité des gencives, à la pseudo-adynamie, à la chaleur âcre de la peau, à la sécheresse de la langue, à la rougeur des bords de cet organe ? La doctrine des partisans des fièvres essentielles conduit directement à l'absurde. Comment des lésions de tissu seraient-elles à la fois effets et causes des mêmes désordres vitaux ?

Mais on ne saurait faire des gastro-entérites d'un grand nombre de fièvres putrides, pendant le cours desquelles on ne remarque pas de douleur abdominales ; grâces à M. Broussais, ce problème pathologique est résolu ; il a démontré que les intestins possédaient fort peu de sensibilité de relation. (*Voyez la description de la gastro-entérite.*)

Que si on suppose une inflammation gastro-intestinale consécutive à la fièvre et son produit immédiat, on n'aura pas surmonté la difficulté ou plutôt l'impossibilité de l'expliquer par cette hypothèse. La complication prétendue existe dès le principe de la maladie, se montre toujours sous les mêmes traits et affecte constamment les mêmes organes. A quel titre faire de la phlegmasie une complication ; où est la nécessité de lui attribuer un tel caractère ?

Les plus intrépides de nos adversaires n'oseraient sérieusement établir de parallèle entre les succès de leur méthode thérapeutique et ceux de la nôtre. Il est faux que les toniques et les stimulans soient les plus efficaces des moyens à opposer aux fièvres essentielles, et particulièrement à l'adynamique ; aucun fléau n'est comparable à l'abus qui a été fait des médicamens de cette classe dans le traitement des pyrexies ; jamais la peste n'a frappé tant de victimes. Des erreurs théoriques importent peu ; mais le brownisme mis en pratique est un monstre destructeur qu'on ne saurait trop tôt écraser. D'innombrables guérisons ont solidement établi la vérité de la doctrine physiologique : c'est au lit des malades qu'elle se montre avec tous ses avantages ; et c'est une longue et vaste expérience de ses bienfaits qui a décidé sa victoire sur les doctrines rivales. Ceux-là même qui contestent encore l'évidence de quelques-uns de ses principes, l'ont adoptée dans leur pratique, et sont, malgré eux, subjugués par la vérité.

Non, les fièvres intermittentes ne sont pas l'écueil de la doctrine physiologique ; elle a déterminé leur caractère, de même que celui des pyrexies continues, et solidement établi leur identité avec les inflammations. Toute la différence entre ces deux grandes divisions d'affections fébriles est dans le mode de développement des symptômes, et non dans les symptômes eux-mêmes. Ceux-ci conservent invariablement la même expression : que le type de la maladie soit intermittent ou continu, dans l'un ou l'autre de ces cas ils caractérisent constamment le même genre de phlegmasie. Ces malades, que vous dites affectés de fièvre intermittente cérébrale, pleurétique ou apoplectique, me présentent pendant les accès tous les phénomènes propres à l'encéphalite, à la pleurésie, à l'apoplexie. Je cherche en vain quelque différence majeure, et l'identité de symptômes me force à reconnaître l'identité de nature et de lésion. Procéder autrement, c'est agir contre toutes les règles de la logique médicale. Comparez les nombreuses espèces de pyrexies à type intermittent, avec chacune des phlegmasies correspondantes ; que ce soit la *cardialgique*, la *rhumatismale*, la *délirante*, l'*épileptique*, l'*aphonique*, l'*ictérique*, la *catarrhale ;* que vous l'appeliez *quotidienne*, *double tierce*, *triple quarte*, *subintrante*, *hémétritée*, ou de toute autre dénomination aussi futile, un médecin physiologiste parviendra toujours à déterminer le siége de la phlegmasie qui est la maladie, et à réduire votre affection prétendue essentielle à l'irritation locale d'un tissu. Il n'est plus permis de demander si une inflammation peut être intermittente ; l'association de ces mots n'a rien d'inconcevable pour un observateur. N'a-t-on pas de nombreux exemples de phlegmasies intérieures et extérieures dont tel est évidemment le caractère ? Que d'observations d'ophtalmies, de coriza, d'otite, de rhumatisme, de goutte, d'érésypèle, de pleurésie qui survenaient et disparaissaient à des époques périodiques pour cesser et renaître encore! Quel médecin élevé au niveau des connaissances physiologiques actuelles, refusera de croire que les fièvres intermittentes des marais soient ordinairement des gastro-entérites, et une affection locale toujours? Pourquoi les irritations muqueuses seraient-elles étrangères à un type qui n'est pas contesté aux inflammations séreuses, cutanées et fibreuses? Si l'observation clinique et l'autopsie cadavérique se réunissent pour démontrer l'existence de la phlegmasie spéciale d'un organe dans les pyrexies que fait naître l'absorption des émanations marécageuses, à quel titre les transformer en entités, et les isoler de la famille immense des irritations dont elles ont si parfaitement la physionomie? L'affection d'un même organe peut se présenter sous divers types, non-seulement chez divers sujets, mais encore pendant le cours de la même maladie. Telle inflammation, qui d'abord a été continue, devient intermittente, rémittente, et finit enfin par reprendre son premier caractère; rien de plus ordinaire que de semblables conversions. Faut-il donc les expliquer, en supposant, contre toute évidence, qu'il y a eu changement d'organe souffrant, et à la fois deux maladies de nature très-différente, une fièvre et une inflammation? Quoi de plus absurde qu'une telle hypothèse! qui aurait le malheur d'y croire, recevrait par l'ouverture du cadavre un démenti formel. L'anatomie pathologique, de même que l'examen attentif des symptômes, prouve sans réplique l'identité des fièvres intermittentes, quelle que soit leur espèce, avec des inflammations de divers organes. Un individu mort d'une pyrexie à type non continu, pernicieuse, adynamique, pleurétique, présente à l'ouverture du cadavre exactement les mêmes lésions organiques de tissu que les sujets morts de méningite, d'encéphalite, de gastro-entérite, ou d'inflammation de la séreuse du poumon. Les phlegmasies intermittentes n'ont rien de spécial à cet égard, si ce n'est qu'elles laissent moins souvent que les continues des traces de leur existence dans les viscères. On dit qu'il ne faut pas confondre l'irritation congestive et la phlegmasique : chimères, vaine subtilité. Où est la différence entre elles ; de quels faits est-elle la conséquence ; comment en prouver la vérité ? Telle inflammation à type intermittent laisse dans les viscères abdominaux des lésions de tissu considérables ; telle autre dont le type était continu, n'est accompagnée d'aucune altération organique, et s'est terminée, soit par délitescence, soit par résolution, soit même par la mort. Dira-t-on que les capillaires étaient simplement engorgés dans la première, et obstrués, rompus, identifiés avec le sang dans la seconde ? Qu'importe pour déterminer son caractère, qu'une inflammation ait débuté par le frisson ou la sueur, elle reste fondamentalement la même. Si la phlegmasie se montre soudain avec une grande violence, elle débutera par le froid; mais le frisson n'aura pas lieu, lorsque la même affection se développera graduellement. Ainsi, le degré d'intensité de la maladie influe lui seul sur ces phénomènes qui ne sauraient, dans aucuns cas, séparer des phlegmasies les fièvres intermittentes ; tout contribue à prouver que les symptômes d'irritation gastrique sont les phénomènes principaux. Le spasme par lequel le sang est refoulé dans les viscères est évidemment un phénomène secondaire ; comment en douter ? une irritation aiguë naît brusquement dans un organe quel qu'il soit : aussitôt il se fait sur ce point une concentration d'humeurs et de vie, si je puis m'exprimer ainsi ; une partie de l'irritabilité de la périphérie du corps l'abandonne soudain, et le frisson a lieu.

Arrêtons-nous un instant sur la question ardue des causes des pyrexies à type non continu, et sur la théorie de l'intermittence elle-même.

Les causes de ces fièvres, irritantes par leur nature, sont pour la plupart intermittentes elles-mêmes, et sévissent de préférence sur ceux des organes de l'économie animale dont l'intermittence de fonctions dans l'état de santé est le plus marquée. En effet, quelles phlegmasies portent le plus souvent ce caractère ? Ce sont les gastro-entérites, l'ophtalmie, le rhumatisme, les inflammations de l'estomac, des yeux, des articulations, d'organes en un mot dont l'action essentiellement périodique n'a lieu qu'à certaines époques, séparées par des intervalles plus ou moins longs. Tel est le caractère des fièvres de marais; ces phlegmasies intermittentes, sont produites par des causes dont l'intermittence d'action n'est pas équivoque. Un premier accès a lieu, mais déjà l'organisme a reçu plusieurs fois l'impression stimulante ; d'autres accès surviennent et ils se répètent, reproduits tantôt par une modification organique dont l'existence est incontestée, tantôt par l'influence de l'habitude seule, ou ce qui est plus ordinaire, aidée de la répétition d'action de l'agent irritant. L'intermittence d'un grand nombre de nos fonctions est bien connue, nos organes ont une tendance, avouée à répéter certains actes uniquement par la raison qu'ils les ont déjà exécutés. Ce phénomène dont la physiologie offre tant d'exemples, est-il plus extraordinaire lorsqu'il est présenté par la pathologie? il ne saurait changer la nature des irritations, quoiqu'il leur donne un caractère particulier sous un rapport essentiel que voici. Chaque accès de phlegmasie intermittente, ne constitue pas une inflammation indépendante des accès qui ont précédé et de ceux qui surviendront; une modification organique inconnue encore subsiste dans l'économie animale, les lie, les subordonne, les rappelle sans le concours d'action de la cause irritante, ou de l'influence de l'habitude, et de leur enchaînement, ne forme qu'une seule maladie. Cette modification, comme le phénomène de l'intermittence lui-même, ne saurait faire perdre à une inflammation la nature inflammatoire: un médecin physiologiste peut l'avouer sans se mettre en contradiction avec la doctrine.

Si les fièvres intermittentes sont des phlegmasies, comment se fait-il qu'elles reconnaissent le quinquina pour leur remède souverain? Mais les succès héroïques de ce tonique ne se conçoivent pas mieux dans la doctrine ontologique; de quelque croyance médicale que l'on soit, on ignore pourquoi et comment il prévient le retour des accès. Est-ce en rompant l'habitude? l'irritation qu'il produit a-t-elle une action spécifique sur la modification organique dont il a été parlé? la solution de ces deux questions également problématiques, importe assez peu. Oui, les fièvres intermittentes sont des phlegmasies; mais le quinquina ne les guérit, condition de rigueur, que lorsqu'il est donné dans les intervalles des accès, c'est à-dire, en d'autres termes, quand l'inflammation n'existe pas. Ainsi un tonique énergique n'est pas mis en contact avec la surface irritée; il serait alors infiniment nuisible: non-seulement la doctrine physiologique a refait entièrement la théorie des phlegmasies à exaspération périodique, elle a encore considérablement amélioré leur traitement, et c'était le point important (1). Autant il y a de danger à se constituer son ennemi, autant il est utile et honorable de se ranger parmi ses défenseurs. D'imprudentes attaques contre les vérités nouvelles, ont enlevé à divers médecins de la capitale, une grande partie de la réputation que d'estimables travaux leur avaient acquise: elles ont déjà fait la renommée de plusieurs de leurs partisans. Tel d'entre eux dont le nom est avantageusement connu dans la littérature médicale, doit cette célébrité à la réfutation des erreurs des ontologistes, ou au développement de quelques uns des principes pathologiques de M. Broussais.

(1) J'ai voulu faire des pages qu'on vient de lire, un résumé méthodique de ce qui a été écrit de mieux pour et contre l'existence des fièvres essentielles, complété par quelques remarques nouvelles; travail que rendait difficile l'extrême abondance, le mérite même des matériaux, et la mesure avec laquelle il convenait de les employer. On trouvera d'amples développemens sur ces points de doctrine dans les articles de critique publiés par MM. Jourdan, Ducamp, Chomel, Roche, Barbier, Caffin, Scoutteten, Bégin, Treille, etc.; dans les annales physiologiques et les deux *examens* de M. Broussais, et dans la nouvelle pyrétologie que vient de publier M. Boisseau.

MM Roche, Boisseau, Ducamp, Bégin ne méconnaissent pas les obligations qu'ils lui doivent; ils ne seraient pas placés au rang distingué qu'ils occupent dans l'estime des médecins instruits, s'ils avaient suivi les anciens erremens. Combien est excellente cette doctrine qui, non-seulement suffit à la renommée du maître, mais encore fait chaque jour celle des disciples!

J'ai laissé à mes lecteurs le soin de juger le grand procès de l'existence des fièvres essentielles; cependant je ne reculerai pas devant la nécessité de faire connaître mon avis, il est entièrement en faveur de la doctrine physiologique. Qu'elle soit trop exclusive et imparfaite encore, sous quelques rapports d'une importance très-secondaire, il est vrai; qu'elle exagère les attributions de l'estomac, aux dépens de l'encéphale, et peut-être de quelques viscères et tissus; qu'elle subordonne trop souvent et à un trop haut degré, tout l'organisme aux affections de la muqueuse gastro-intestinale, je le crois; elle est comme toutes les œuvres humaines susceptibles d'amélioration. Mais il n'en est pas moins vrai qu'il n'y a pas de fièvres essentielles, et que toutes les pyrexies continues ou intermittentes, sont en dernier résultat une irritation locale, l'affection d'un organe, en un mot, une inflammation. La discussion impartiale des faits conduit à cette conséquence; toutes les probabilités se réunissent pour établir cette opinion. On a beaucoup à gagner et rien à risquer en traitant les pyrexies, d'après ce principe qu'elles sont des phlegmasies; il en est fort peu, de l'aveu de leurs partisans, qui ne s'accompagnent de signes non équivoques d'inflammation, et aucun caractère positif, de leur aveu encore, ne distingue celles qui sont essentielles des irritations locales. Reste à savoir si les fièvres muqueuse, bilieuse, putride, angéioténique; si la fièvre jaune, le typhus, la peste sont toujours, ce qui n'est pas vraisemblable, des gastro-entérites et rien autre chose; si le cerveau et d'autres organes ne peuvent, quoique tout porte à le croire, être quelquefois le siége de pyrexies essentielles; comment il se fait qu'une névralgie causée par un coup, ou l'extraction d'une dent, soit une irritation à exaspération périodique; en quoi consiste la modification organique qui subsiste dans l'intervalle des accès des fièvres intermittentes: et combien d'autres problèmes de physiologie pathologique dont la nouvelle doctrine ne donne pas encore de solution parfaitement satisfaisante?

De l'examen de ses principes organiques à celui de la cause des variations continuelles des méthodes générales de traitement, la transition est naturelle. On a demandé si les révolutions de la thérapeutique avaient été la conséquence des vicissitudes de la théorie, ou pouvaient être expliquées par des changemens survenus dans l'action des modificateurs de l'économie animale. Voilà une belle question de philosophie médicale, et une ample matière pour les discussions. Mais combien d'absurdités à signaler! rappeler les bouleversemens fréquens de nos doctrines, quelle tâche affligeante! Si l'histoire des erreurs de l'esprit humain n'était aussi instructive que celle de ses progrès, qui aurait le courage de demander compte à la thérapeutique de sa honteuse instabilité? Elle a été à tous les âges de la médecine, l'expression des préjugés de chaque époque; et elle est, sous ce rapport aux sciences médicales, ce que la littérature est à la société. Son asservissement aux systèmes les plus déraisonnables, fatigue depuis Hippocrate les esprits judicieux; toujours esclave de l'opinion du moment, ce n'est qu'à son inconstance qu'elle a été fidèle (1).

La constitution de notre globe est-elle maintenant ce qu'elle fut jadis? l'influence exercée par le climat a-t-elle pris un nouveau caractère? le cours des saisons ne se fait-il plus dans son ordre accoutumé? la température de notre atmosphère a-t-elle éprouvé un changement appréciable, recevons-nous enfin plus souvent et autrement que nos pères l'influence des vicissitudes atmosphériques? Non, sans doute; et sous ces différens rapports, on peut, par le spectacle de ce qui existe, prophétiser ce qui a existé. *Il est probable*, dit Hallé, *que la constitution physique et chimique de notre atmosphère est à présent ce qu'elle a toujours été, et ce qu'elle ne cessera jamais d'être.*

On croit avoir remarqué un changement dans la température du globe. Mais deux systèmes opposés le font consister, celui-là dans l'augmentation du calorique, et celui-ci dans le refroidissement de notre planète. Les faits, les probabilités et les autorités se partagent entre ces opinions contradictoires, et

(1) Voyez ma dissertation sur cette question proposée en 1822, par la Société de médecine de Paris : *Les méthodes générales de traitement adoptées à différentes époques, ont-elles changé à raison seulement des variations que la théorie a subies, ou parce que les circonstances qui influent sur l'organisme et par suite sur les maladies ont elles-mêmes éprouvé des modifications?*

par conséquent problématiques toutes deux. Notre globe, disent quelques géologues, se réchauffe continuellement, vivifié par l'action perpétuelle de la chaleur et de la lumière solaire ; sa surface résiste mieux aujourd'hui que du temps de nos pères à la rigueur des hivers. Les eaux du Pont-Euxin sont liquides maintenant dans toutes les saisons, et on ne voit plus comme au temps d'Ovide, les bouches du Danube glacées. Les Romains de nos jours s'étonnent de lire dans les vers de Juvénal, que le Tibre gelait autrefois ; et dans les écrits de Pline, que les myrthes cultivés en pleine terre dont ses beaux jardins de la Campanie étaient ornés, n'avaient pu résister à la violence du froid. Qui ne sait que l'Hercynie des anciens Germains étaient peuplée d'élans, de rennes, d'animaux qu'on chercherait en vain de nos jours, autre part qu'au milieu des glaces et des neiges éternelles des climats voisins du pôle? Ces remarques prouvent-elles que la température du globe ait changé ? Non, sans doute ; l'hypothèse de son refroidissement repose sur des observations semblables, plus nombreuses peut-être, et tout aussi peu probantes. Le midi de la France a perdu en partie sa chaleur ; l'olivier abandonne des lieux qu'il aimait autrefois, il semble n'y plus trouver au degré suffisant le calorique nécessaire à son existence, et on le voit depuis un siècle se retirer progressivement vers des contrées dont la température plus élevée est celle dont il a besoin. On remarque en Suisse un accroissement progressif des masses énormes de glace dont sont couvertes ses montagnes hyémales. Mais un nombre plus grand de faits équivoques de ce genre ne déciderait pas la question; c'est aux naturalistes qu'il appartient de les recueillir et de les apprécier. De grands changemens ont bouleversé notre globe; des espèces nombreuses d'animaux, antérieures au genre humain, n'existent plus qu'à l'état de fossiles; les déserts glacés de la Sibérie renferment les ossemens d'animaux dont les contrées méridionales du globe sont la patrie; la mer a baigné la surface de la terre et le sommet des montagnes; mais depuis cette grande révolution, rien ne paraît avoir changé dans la constitution physique de notre planète. D'anciens historiens, que sépare de nous un intervalle de plus de trois mille années, ont dans leurs ouvrages indiqué la température de certains climats qui se montrent à nos yeux comme ils se présentaient aux leurs. Il neige encore à Ithaque, comme au temps d'Homère: si la terre s'était refroidie progressivement, le froid que les habitans de cette île éprouvent pendant l'hiver, égalerait celui du Spitzberg et du Groënland. Le pays qui vit la misère de Job est sous le rapport de sa température, ce qu'il était au temps du prophète, et les voyageurs qui parcourent la Thrace, la Grèce ou l'Allemagne, attestent l'exactitude des observations sur ces climats faites par Tacite, Plutarque et Xénophon. Si un changement quelconque avait eu lieu dans le degré de chaleur dont le globe est pénétré, c'est lentement qu'il se serait produit, et son influence sur l'organisme aurait été insensible : il faut donc chercher ailleurs la cause des variations si nombreuses et si générales que les méthodes de traitement ont éprouvées.

L'homme peut modifier jusqu'à un certain point

l'influence des climats. Les forêts abattues, les marais desséchés et convertis en prairies fertiles, les inondations des fleuves empêchées par des digues, le cours des eaux réglé; voilà par quels moyens il a su affaiblir l'impression trop rigoureuse de l'air, dans la partie septentrionale des deux hémisphères. Mais aucune connexion ne lie ces faits avec l'histoire de la thérapeutique, et rien ne prouve que l'influence sur l'organisme des qualités de l'air, des vicissitudes atmosphériques, des saisons, des climats ne soit pas aujourd'hui ce qu'elle a toujours été.

Quelques médecins ont attribué sur des indices fort équivoques, la très-grande fréquence des maladies inflammatoires dans ce siècle, au changement survenu dans la constitution atmosphérique de notre hémisphère; mais ils auraient dû prouver la réalité de cette modification. La science météorologique est d'origine moderne; il faudrait un vaste ensemble de faits bien authentiques, bien concluans, recueillis depuis plusieurs siècles, (condition de rigueur) pour constater la réalité d'une altération de notre constitution atmosphérique, et tout ce qu'on sait sur ce point se réduit à des remarques faites d'hier, à de vaines suppositions. Si le mode *sec* paraît prédominer aujourd'hui, qu'on se rappelle que le mode *mou* régnait il y a peu d'années. On ne peut déduire aucune conséquence générale, aucun résultat positif, des faits allégués pour démontrer la réalité d'un changement évident et durable, subi par la constitution de notre atmosphère. Ils ne peuvent soutenir l'examen; et tout porte à croire que nos pères ont observé comme nous ces intempéries des saisons, ces phénomènes météréologiques, dont nous sommes étonnés. La physique n'avait pas mis entre leurs mains ces instrumens ingénieux, avec lesquels nous pouvons si facilement déterminer d'une manière précise les modifications passagères de l'air.

Ne peut-on expliquer la fréquence actuelle des maladies inflammatoires, autrement qu'en supposant, contre l'évidence, l'existence d'un changement dans les conditions atmosphériques du globe? faut-il nécessairement croire que les agens modificateurs de l'organisme ont varié, et que l'homme du dix-neuvième siècle n'est pas celui du dix-huitième?

On observe beaucoup de maladies inflammatoires maintenant, elles ont envahi en grande partie nos cadres nosologiques. Mais ne savons-nous pas mieux les reconnaître que nos pères; n'avons-nous pas placé au rang des phlegmasies, un grand nombre d'affections morbides dont ils ignoraient la nature? S'ils avaient eu nos lumières, peut-être en auraient-ils signalé autant qu'on en voit de nos jours. Mais de ce qu'ils les décrivent mal, et de ce qu'ils méconnaissaient souvent leur caractère, faut-il donc conclure qu'il y avait moins de phlegmasies autrefois qu'aujourd'hui? La doctrine physiologique, comme celle de l'école italienne, fait une part très-large aux irritations; ne doit-on pas tenir beaucoup de compte de la direction qu'elle a donnée aux esprits, et serait-il impossible qu'on vît aujourd'hui beaucoup d'inflammations, par la raison qu'au temps de l'humorisme on voyait partout les vices des humeurs?

Nous sommes, je l'avoue, soumis à l'action journalière, d'excitans inconnus à nos pères; mais il existait dans leurs institutions sociales des causes de phlegmasies dont nous éprouvons moins qu'eux l'influence. Ne sait-on pas à quel degré ils portaient le goût des exercices violens, et combien était grande leur intempérance! Quoique de nos jours l'art culinaire, en d'autre termes, l'art d'abréger la vie, ait fait d'immenses progrès, il paraît cependant que l'abus des boissons spiritueuses et des plaisirs de la table, fait moins de victimes aujourd'hui qu'autrefois. Il ne faut pas remonter très-haut, pour trouver une époque où la classe la plus élevée de la société, s'abandonnait sans honte et sans retenue à la passion du vin, et aux écarts de régime les plus préjudiciables. Les gens de lettres, et de grands seigneurs, dans le siècle de Louis XIV, ne rougissaient pas de fréquenter les tavernes, et d'en sortir ivres. On sait qu'à la cour même du monarque, des jeunes gens, formés sur l'exemple du héros d'Hamilton, se livraient volontiers aux plus grossiers excès de ce genre. Nos ancètres à une époque plus reculée étaient grands buveurs et grands mangeurs; leur vie se passait dans les camps; les fatigues de la chasse et de la guerre plaisaient à leur courage, et ils en usaient sans modération. Tout concourait à donner une grande force, et par conséquent une grande irritabilité à leur organisme. On ne trouve pas à beaucoup près autant d'histoires de phlegmasies et d'apoplexies dans les écrits des médecins anciens que dans les nôtres; mais ils sont riches en observations de fièvres graves, et la nature inflammatoire de ces pyrexies a été démontrée.

Si l'organisme est devenu plus irritable, si les maladies aiguës sont réellement plus communes aujourd'hui qu'autrefois (ce qui est fort problématique), la cause probable de ce changement serait la grande révolution subie par le régime depuis l'importation dans l'ancien monde, des productions du nouveau. L'usage du tabac, du café, du thé est devenu général; ces stimulans sont pour nous aujourd'hui des objets de première nécessité; pris à haute dose, leur action augmente évidemment l'irritabilité de nos organes, et on voit chaque jour l'explosion de phlegmasies graves, succéder à leurs abus. Les résultats, sous le rapport hygiénique, de la découverte de la route des grandes Indes par le cap de Bonne-Espérance, de celle des îles et du continent de l'Amérique ont été importans. L'emploi journalier de certains végétaux du nouveau monde, a fait contracter aux peuples de la vieille Europe, des habitudes dont l'effet probable doit avoir été une modification de leur constitution physique. Mais hâtons-nous de remarquer que le fréquent usage de ces substances en affaiblit beaucoup les inconvéniens; notre membrane muqueuse gastro-intestinale, et en général notre organisme a dû se familiariser avec elles. Sommes-nous plus susceptibles de contracter des phelgmasies que les contemporains d'Hippocrate et d'Arétée? Encore une fois, rien n'est moins certain: résoudre cette question d'une manière positive est chose difficile, tant sont nombreuses les circonstances qui doivent influer sur sa solution. On peut, sans être en contradiction avec soi-même, croire que la révolution éprouvée par le régime a eu sur notre manière d'être une action marquée, et cependant penser qu'il y avait autrefois non moins d'irritations qu'aujourd'hui. Si nos alimens sont devenus plus stimulans, je l'ai dit, l'intempérance est aujourd'hui moins commune en général qu'autrefois. L'éducation publique et particulière s'est améliorée; enfin, la science de l'hygiène a fait d'immenses progrès, et ses applications pratiques ont eu les résultats les plus heureux.

De toutes les causes générales qui portent l'irritabilité de nos organes, à un degré incompatible avec la conservation de la santé la plus puissante, la plus funeste, à mon avis, c'est la civilisation. Chez toutes les nations, les maladies sont d'autant plus communes et d'autant plus terribles, qu'elle a fait plus de progrès. Tout contribue dans l'état de société à entourer l'homme d'agens irritans, et à le rendre moins capable de se défendre contre leur action. Combien la grossesse ne fait-elle pas de victimes? Lorsqu'on réfléchit à la multitude prodigieuse de maladies qu'elle cause, on est tenté de voir en elle le plus redoutable des fléaux. Beaucoup de jeunes mères périssent pendant le travail de l'enfantement, et souvent après; beaucoup, lorsqu'elles sont délivrées, ne se rétablissent qu'imparfaitement, et trainent dès ce moment une existence languissante et continuellement compromise. N'accusons pas la grossesse, mais nos habitudes sociales de ces évènemens funestes; ils sont très-rares chez les femmes de campagne, et chez celles qui appartiennent aux dernières classes de la société. Endurcies par un long usage du travail et des privations, elles supportent, elles bravent impunément les intempéries de l'atmosphère, et ne résistent pas avec moins d'avantage aux commotions morales. Ce n'est pas dans ces heureuses conditions que se trouvent placées les femmes de nos villes; aussi combien de périls les entourent alors qu'elles vont devenir mères, avec quelle lenteur elles se rétablissent après l'accouchement; qu'il est grand le nombre de celles qui succombent! tout concourt à leur donner cette sensibilité exagérée dont tant de catastrophes sont le résultat; tout chez elles se réunit pour élever au plus haut degré cette irritabilité nerveuse dont leur organisme porte si profondément le caractère (1).

Supposons, ce qui n'est pas prouvé, que notre constitution physique est devenue plus irritable, et que les phlegmasies sont plus communes aujourd'hui que du temps de nos pères; admettons la réalité d'une modification considérable de l'organisme par les changemens qu'ont éprouvés les stimulans qui agissent habituellement sur lui, nous ne trouverons pas de rapport nécessaire entre la révolution éprouvée lentement par ces causes d'irritation et la perpétuelle mobilité des méthodes générales de traitement. Ce rapport n'existerait qu'autant qu'il y

(1) L'influence de la grossesse sur l'organisme est l'objet d'un mémoire écrit pour résoudre cette question proposée par la Société de médecine de Paris : *Quelles sont les maladies que la grossesse détermine, celles qu'elle aggrave, celles dont elle suspend la marche, et celles qu'elle guérit?*

aurait une correspondance exacte entre les variations des unes et des autres. Elle n'a jamais existé, elle était impossible. Quel auteur de système a établi une thérapeutique nouvelle d'après les changemens qu'auraient éprouvés les modificateurs de l'organisme ? les méthodes générales de traitement de M. Broussais sont-elles la conséquence de la prédominance du mode sec qu'on observe depuis quelques années ? que dit sur cette question, l'histoire de la médecine ? Le même siècle, la même année a vu régner, non-seulement chez les peuples divers, mais chez la même nation, des méthodes générales de traitement de nature diverse, fort opposées les unes aux autres, et bientôt remplacées par d'autres méthodes, conséquences de nouvelles théories. Assurément leurs révolutions presque innombrables, n'ont pas correspondu à autant de variations subies par les agens modificateurs dont nous sommes environnés. Remarquons d'ailleurs que ces variations auraient produit un effet uniforme, l'augmentation ou la diminution de l'irritabilité de l'organisme, et qu'à tous les âges de la médecine, il a existé comme de nos jours, précisément dans le même temps, des sectes dont les principes de thérapeutique étaient contradictoires.

Le médecin a égard, dans le traitement d'un grand nombre de maladies, aux circonstances qui modifient l'économie animale, particulièrement à l'ensemble des conditions météréologiques dont se composent les constitutions médicales. On sait qu'il existe d'intimes rapports entre ces conditions et les maladies régnantes; aux constitutions des saisons fortement prononcées, de même qu'aux vicissitudes atmosphériques, correspondent des affections morbides d'une nature déterminée. L'art d'établir les connexions qui existent entre les unes et les autres, a été bien perfectionné depuis Hippocrate, quoiqu'il laisse beaucoup encore à désirer. Son importance est considérable, la disposition aux inflammations est remarquable dans les temps chauds et secs. Alors l'irritabilité des organes, et particulièrement celle de la membrane muqueuse gastro-intestinale, a beaucoup augmenté : alors les phlegmasies, non-seulement plus communes, mais encore plus dangereuses, prennent en peu de temps une intensité extraordinaire ; alors enfin l'exagération des sympathies du tissu enflammé avec les agens principaux de la vie devient extrêmement redoutable. Nul doute que lorsqu'une constitution médicale est bien établie, on ne doive y avoir égard en traitant des maladies aiguës ou chroniques ; mais son influence sur l'organisme est en général passagère comme elle, et ne modifie jamais d'ailleurs les méthodes générales de traitement au point d'en changer les bases. Ainsi, les révolutions de celles-ci sont en elles-mêmes complètement indépendantes des variations successives du mode sec, du mode mou et des modes intermédiaires.

Il existe des rapports immédiats entre les théories et les méthodes générales de traitement. La découverte d'une substance médicinale a souvent été l'ouvrage de circonstances fortuites ; mais exciter et diriger, au moyen de médicamens et du régime des modifications variées de l'organisme dont la guérison d'une maladie doit être le résultat : voilà ce que fait l'homme savant et expérimenté. D'étroites connexions unissent la thérapeutique aux doctrines médicales ; car le traitement qu'on oppose aux maladies est établi d'après l'opinion qu'on a de leur nature. Autant de systèmes divers, autant de méthodes curatives différentes. L'adynamie est-elle en faveur ? Toutes les altérations de la santé, ou du moins le plus grand nombre, présentent fortement son empreinte, et les plus violens des toniques sont prodigués pour la combattre. Mais l'irritation règne à son tour : on ne voit plus qu'inflammation, et la lancette et les sangsues font couler le sang à grands flots. Les éclectistes, les empiriques, les méthodistes, les stahlianistes, les browniens proscrivent tour à tour les méthodes de traitement de leurs successeurs, et en établissent de nouvelles. non d'après les variations qu'ils supposent dans l'action des modificateurs de l'organisme, mais exclusivement d'après leur manière d'interpréter les maladies. Qu'est-ce qu'une théorie ? L'expression, la conséquence des faits ; ce mot désigne dans les sciences médicales un ensemble d'opinions sur l'éthiologie des maladies. Nos fondateurs d'écoles ont fait leurs doctrines bien moins avec des observations positives qu'avec leur imagination : cependant tous sont exclusifs, tous attestent l'expérience, tous invoquent l'autorité du temps. Partis du même point dans le même but, ils suivent des routes opposées ; et avec les mêmes données, ils trouvent des résultats différens. Sacrifiant tout à une idée dominante, ils dénaturent les faits pour les plier à leurs vues, comme ce tyran des temps fabuleux qui mutilait impitoyablement les voyageurs, dont le corps dépassait la longueur du lit sur lequel il les faisait étendre. Depuis vingt siècles qu'on use et qu'on abuse de ces beaux mots *observation*, *expérience*, a-t-on obtenu des résultats bien satisfaisans, et la science est-elle fixée enfin? Non, sans doute. On a lieu d'espérer, dit-on, qu'elle le sera incessamment : les médecins espèrent depuis deux mille ans; ne pourraient-ils pas s'appliquer le sonnet de l'Oronte du Misanthrope?

C'est depuis les importans travaux de Bichat, et sur-tout de M. Broussais, que l'histoire des maladies inflammatoires a fait spécialement de grands progrès; l'application à la médecine de l'anatomie et de la physiologie pathologique, devait nécessairement régénérer la théorie. Beaucoup de phlegmasies méconnues jusqu'alors ont été bien observées : on n'a vu dans chaque maladie que la lésion d'un organe ; enfin, la fièvre a cessé d'être une affection générale de l'organisme. Les principes théoriques et thérapeutiques de la doctrine physiologique, sont incontestablement plus sages que ceux des doctrines rivales ; et elle a, on ne saurait en douter, les probabilités en sa faveur. Mais il n'en est pas moins vrai que des maladies traitées fidèlement suivant son esprit, et combattues dès leur début avec l'énergie qu'elle recommande, peuvent cependant augmenter de violence, et se terminer par une catastrophe déplorable. Faisons de grandes concessions aux censeurs des méthodes stimulantes; mais ne sacrifions pas au fanatisme des idées du jour, jusqu'au point d'oublier ou de nier qu'une quantité prodigieuse de phlegmasies aiguës ou chroniques de toute espèce ont été guéries depuis Hippocrate jusqu'à l'école physiologique, par l'emploi, à hautes doses, de ces médicamens qu'on appelle aujourd'hui *incendiaires.* Les plus violens d'entre eux ont joui de la confiance générale ; ils étaient appliqués à tous les cas et malgré toutes nos règles : qu'ils aient fait beaucoup de victimes, on ne peut en douter ; mais que des malades en nombre considérable aient guéri par eux ou malgré eux, c'est un fait attesté par une multitude d'autorités respectables, et dont la certitude brave le plus sévère examen.

L'abus de la médecine est-il plus nuisible que son exercice bien ordonné n'est utile ? C'est un grand problème. Cent malades doivent leur salut à cette science ; mille peuvent être victimes de l'ignorance ou des préjugés de ceux qui en mettent les règles en pratique. Des principes fixes ne déterminent pas l'emploi et l'utilité relative des méthodes générales de traitement. Le grand médecin de cet empire n'est qu'un homme vulgaire dans le pays voisin : vérité en deçà des Pyrénées, disait Pascal, erreur au-delà. Non-seulement les théories médicales varient d'un état à un autre; mais encore il en existe plusieurs chez la même nation ; et ce qu'il importe de faire observer, il n'y a pas, à beaucoup près parmi les partisans de chacune, unanimité d'opinions. Cependant les malades de tous les temps et de tous les lieux ont subi les conséquences de cette prodigieuse variété de systèmes incohérens.

Si un homme de génie, si le médecin le plus savant peut, malgré tous ses soins, nuire à un certain nombre de ses malades, tant il est quelquefois difficile de déterminer le siége véritable d'une maladie, et de faire un bon choix parmi les méthodes curatives, qu'on évalue à quel degré doit être préjudiciable à la société cette foule immense de médicastres à diplômes ou sans diplômes, qui exploitent leur art dans toutes les parties du monde civilisé. Un médecin habile et prudent est un présent du ciel ; mais la prudence et l'habileté sont le privilége du petit nombre. Considérez que les médecins incapables aiment en général les méthodes de traitement actives, et qu'ils trouvent sous ce rapport un auxiliaire puissant dans un préjugé commun aux hommes de toutes les classes ; n'oubliez pas que les quatre-vingt-dix-huit centièmes de la population sont abandonnés à leur ignorance présomptueuse ; et appréciez vous-mêmes les services que la médecine a rendus au monde, avant sa régénération.

Ai-je énuméré toutes les causes qui peuvent rendre son exercice pratique plus nuisible qu'utile ; ai-je rappelé combien sont communes et difficiles à reconnaître les sophistications des substances médicinales ; ai-je, aux erreurs des médecins même habiles, réuni celles des pharmaciens ; la règle des probabilités ne dépose-t-elle pas quelquefois contre une science qui expose la vie des hommes au hasard d'un si grand nombre de chances défavorables ?

La médecine (je dois me hâter de le dire) n'est pas , comme , l'assurent ses détracteurs , une science conjecturale. Il existe réellement un art d'employer, au grand avantage des malades, les modifications de l'état normal des fonctions causées par le contact de certaines substances avec nos organes ; mais elle n'est utile (c'est une vérité triviale) que lorsqu'elle est exercée par des hommes savans et expérimentés : n'est-ce pas faire pressentir combien en général elle a été nuisible à la société ? Ce serait être injuste et ingrat envers elle, que de taire les immenses services qu'elle a rendus : ne lui eût-il obligation que de la découverte de la vaccine , le monde lui devrait encore une reconnaissance éternelle. Si tous ceux qui se consacrent à son étude avaient la conscience de ses difficultés, et joignaient à une grande force de volonté , l'amour de l'étude et une organisation heureuse, le bien qu'elle fait à la société ne serait pas un problème. Considérée en elle-même, abstraction faite de tout abus , elle justifie parfaitement ce qu'on a dit d'elle : *elle est la plus belle et la plus importante des sciences.*

O hommes, vous vous confiez aux promesses d'un art dont votre amour pour la vie a fait les brillantes destinées , et votre sécurité est peut-être le plus grand des dangers qui la menacent. Soyez tempérans, vous n'aurez plus à redouter les conséquences des révolutions de la médecine ; faites un emploi sage de vos facultés , et préservés du nombre immense de maladies qu'enfantent vos excès, les variations des méthodes générales de traitement cesseront de désoler la société ; n'employez plus à votre ruine les moyens que la nature vous a donnés pour être heureux. Mais inutile conseil, vaines illusions ! espérer que vous serez prudens et sobres, n'est-ce pas croire à la possibilité de l'exécution du project du bon abbé de St-Pierre ?

FIN.

www.ingramcontent.com/pod-product-compliance
Ingram Content Group UK Ltd.
Pitfield, Milton Keynes, MK11 3LW, UK
UKHW020349230726
13925UKWH00003B/1043